圖解中醫

——

方劑篇

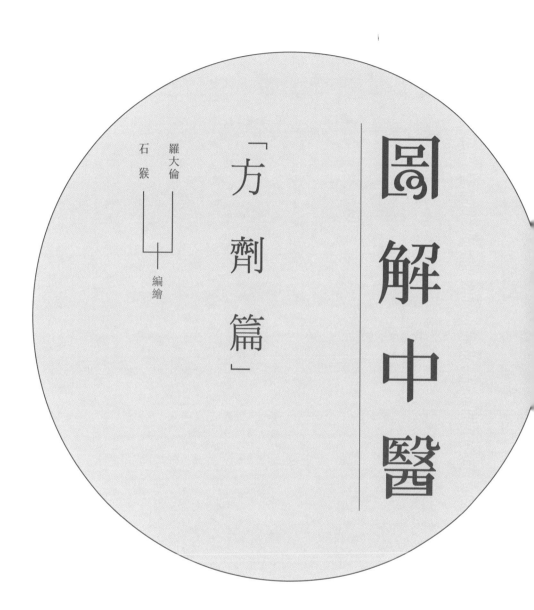

圖解中醫

「方劑篇」

羅大倫
石猴
編繪

香港中和出版有限公司
www.hkopenpage.com

只為中醫太美

我之所以摯愛中醫文化，只因為它真的很美。

幾千年的中華傳統文化浸潤濡養著中醫這棵寶樹奇葩，無論是基礎理論，還是用藥治則，無不閃爍著哲學的思辨之美。作為中醫理論核心的整體觀，不僅將人看作一個整體來考量，還將人置身於浩瀚宇宙，看成是自然界中的一部分，追求人與自然的和諧。這正是道家「天人合一」思想的體現。熱者寒之、寒者熱之、虛者補之等治則，以藥性偏頗來糾正人體偏頗的原則，則展現了儒家智慧的光芒。五行的相生、相剋、相乘、相侮、對立、制約與依存，看似玄而又玄，但又無處不反映著樸素的真理。七情配伍，相使、相須、相惡、相殺，一方之中竟是排兵佈陣般的謹慎嚴密，大氣渾然，每一方不知包蘊了多少哲理。

大道至簡，至簡則美。中醫所蘊含的道理是深刻的，但表現形式卻極為簡單，其診斷、用藥都體現了至簡之美。老中醫看病，無須拍 X 光片，不用做 CT 、磁共振及各種程序複雜的檢查，藉助醫者的感官和手指的感覺，通過望、聞、問、切就能查明病因，判斷病情。中醫用藥，雖然有很多繁複的藥方，但也有許多簡便有效的單方、偏方和代藥的食方，將藥物對人體的損害降到了最低。中醫將疾病和自然界緊密地結合在一起，很多藥物都是就地取材，隨手可得，一塊生薑、一絡香菜、一頭大蒜、一把食鹽，在中醫師的手中都可能是最有效的治病良藥。中醫已經將「簡」的妙處運用到了極致。

一藥一法盡得自然之美。傳統中醫取法自然，以事半功倍、至簡、至效和對人體傷害最小為最終的追求。同樣治病，中醫也許是一帖膏藥、幾次火罐、簡單的針灸就可以治癒，且不傷及人的根本。同樣用藥，中藥多

來源於自然界的動植物，煎煎煮煮，很少化學合成，對人體的不良反應也大大降低。

中醫太美。這樣的瑰寶、國粹，應該推廣之，宣傳之，發揚之，讓更多的人了解中醫，喜歡中醫，應該是每一個中醫人的責任和使命。

看到羅兄贈我的「《圖解中醫》系列叢書」，我的耳目為之一新，彷彿看到了宣傳普及中醫的一片新天地。這套書的作者和策劃者們以普及中醫理念為己任，以弘揚中醫文化為目標，將傳統的中醫內容用最為輕鬆活潑的漫畫形式表現了出來，構思巧妙，匠心獨運。每一幅畫圖、每一段文字，都力求最簡省、最通俗地表達深奧繁複的中醫理論，讓讀者不必再咀嚼拗口的詞句，無須再琢磨難懂的話語，在興味和樂趣中感受中醫的真諦，獲得快樂的閱讀體驗。

我相信這套書能如其「後記」所言，讓您在閱讀之後，「一定會為中醫國粹的精湛神奇而感慨，一定會為古人的聰慧睿智而動容，為燦爛的中華文明而心生一分自豪之情」，從而「生發出對中醫的研究之心、探索之意」，甚至「能由此積極宣傳推廣中醫，讓更多的人來了解它，學習它，發掘它」。

梁冬

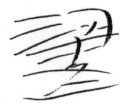

用圖解解讀中醫

五千年歲月流轉，積累了中醫的博大內涵。

五千年千錘百鍊，鑄就了中醫的完備體系。

五千年大浪淘沙，沉澱出中醫的精粹風華。

五千年風雨滄桑，古老的中醫曾經擔負著中華民族繁衍昌盛的大任，推動著華夏文明的車輪，轉動不息。

如今，隨著人們對健康的熱切追求，隨著中國文化影響力的不斷增強，古老的中醫，歷久彌新，正煥發出更加迷人的風采和勃勃生機。

然而，正因其古老，會有許多生澀的語言詞彙讓人難以理解；正因其古老，會有許多深刻的思想理論無法被人領悟。怎樣打破形式的束縛，突破理解的障礙，讓中醫為更多國人所接受，讓中醫國粹真正走出國門，走向世界，是中醫文化傳播者的當務之急。

深思熟慮之下，我們選擇了用鮮活生動的圖解來傳達中醫的精湛深邃，化深奧晦澀為淺顯易懂，變生硬解釋為生動演繹。同時，圖解的幽默元素，還會使讀者在感受中醫、學習中醫的餘韻之中，品味生活的歡愉和閱讀的樂趣。

這，就是我們奉獻給您的用圖解完美解讀中醫的圖書——《圖解中醫》系列叢書。

我們希望，這套叢書能為您敲開中醫的大門，能讓您有更大的熱情學習這門古老的文化。我們也希望，這套書能突破國家的界限，超越語言的阻障，跨越古今時空，飛越千山萬水，將古老而深邃的中醫文化撒播到每個人的心田。

編　者

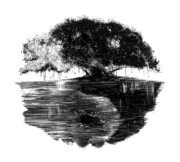

目 錄

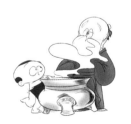

古代方劑的分類

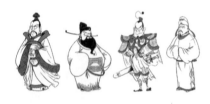

方劑的組成

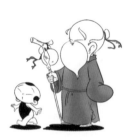

方藥的劑型

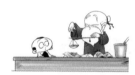

代表方劑舉例

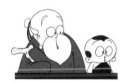

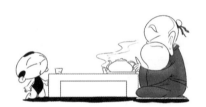

帶你了解方劑

影視作品裡常有這樣的情節：有人生了病去看中醫，老醫生望、聞、問、切一番後，稍做沉吟，便抬起手來，大筆一揮，刷刷刷，在處方上瀟瀟灑灑地寫出要用甚麼藥，用多大劑量，然後交給病人，督促他們按此抓藥。

這個過程就是開藥方。開藥方看似簡單，但實際上卻是一項考校醫生整體醫學涵養和醫術水平的工作。遣藥組方是將群藥組合成一個有機的整體，考慮如何運用藥與藥之間的配伍原則和規律，怎樣才能使其發揮最佳效力，達到治病且不傷人的目的，並且還要斟酌每一味藥的用量，使寒熱、升降、補瀉之間的配合更切合病情。總之，方劑中蘊含著大奧妙。本書中，我們就為您揭開它神秘的面紗。

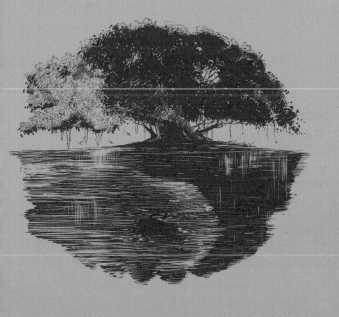

何謂方劑

　　方，指藥方、處方；劑，指調配、調和。方劑的原意是指將藥物按一定的規矩和方法組合成方。確切地說，方劑是在辨明病證、查明病因、確定治法之後，選擇合適的藥物，酌定用量、劑型和用法，按照組方結構的原則妥善配伍而成的。

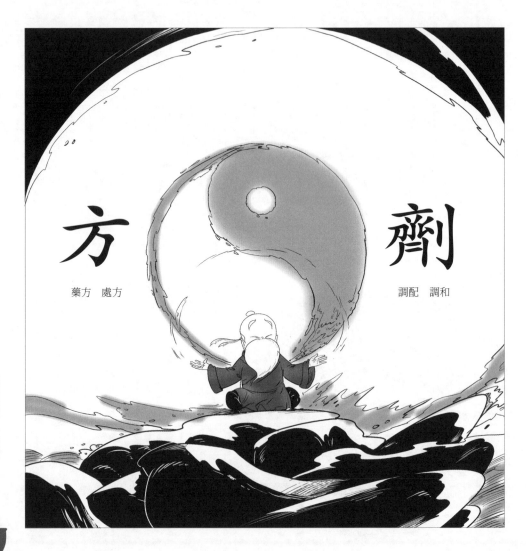

方　藥方　處方

劑　調配　調和

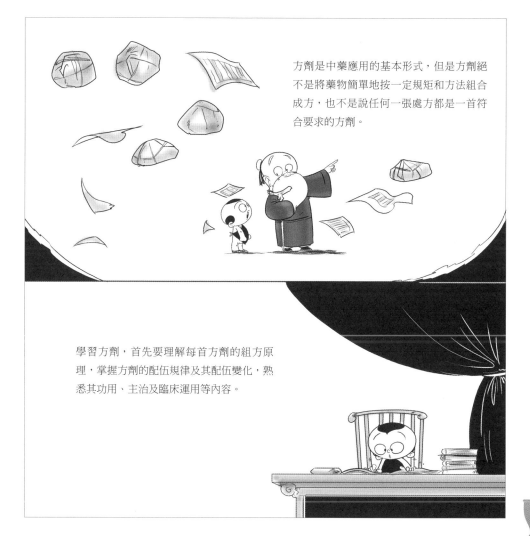

方劑是中藥應用的基本形式，但是方劑絕不是將藥物簡單地按一定規矩和方法組合成方，也不是說任何一張處方都是一首符合要求的方劑。

學習方劑，首先要理解每首方劑的組方原理，掌握方劑的配伍規律及其配伍變化，熟悉其功用、主治及臨床運用等內容。

方劑學的發展歷程

　　研究方劑的組成、用法、功用、主治、配伍意義及其加減，如何在辨明病證、查明病因之後，正確地運用方劑對症下藥，是方劑學產生以來一直追尋的目標。從方劑學萌芽、發展至今，歷代都有代表性的方書產生和大事件發生。

遠古時期	夏商西周 公元前2070年─公元前771年	春秋戰國 公元前770年─公元前221年	秦漢三國 公元前221年─公元280年
砭石／骨針	神嚐嘗百草	《黃帝內經》	巢元方（《諸病源候論》）
灸法／熨法	醫學的最早記載	醫和	陶弘景（《神農本草經集注》）
神嘗嘗百草	巫醫	醫緩	葛洪（《肘後備急方》）
	醫事制度開始	長桑君	皇甫謐（《針灸甲乙經》）
	醫學分科（食醫、疾醫、瘍醫、獸醫）	扁鵲（脈學）	王叔和（《脈經》）
		淳于意（創建病歷）	《神農本草經》（第一部藥物典籍）
		郭玉（精於針灸／脈學）	華佗（麻醉術、剖腹術）
			張仲景（《傷寒雜病論》）

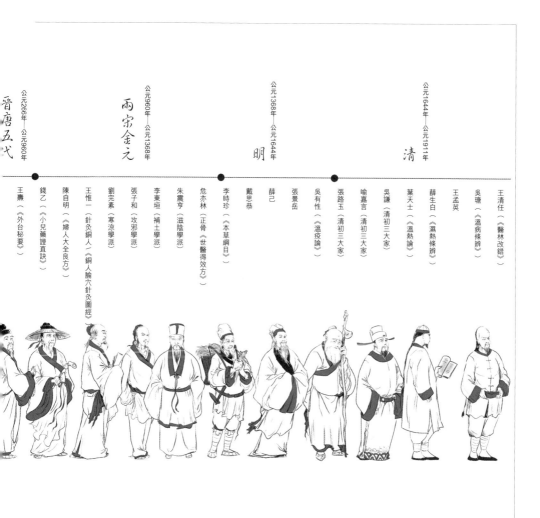

晉唐五代
公元266年—公元960年

兩宋金元
公元960年—公元1368年

明
公元1368年—公元1644年

清
公元1644年—公元1911年

王燾（《外台秘要》）

錢乙（《小兒藥證直訣》）

陳自明（《婦人大全良方》）

王惟一（針灸銅人《銅人腧穴針灸圖經》）

劉完素（寒涼學派）

張子和（攻邪學派）

李東垣（補土學派）

朱震亨（滋陰學派）

危亦林（正骨《世醫得效方》）

李時珍（《本草綱目》）

戴思恭

薛己

張景岳

吳有性（《溫疫論》）

張路玉（清初三大家）

喻嘉言（清初三大家）

吳謙（清初三大家）

葉天士（《溫熱論》）

薛生白（《濕熱條辨》）

王孟英

吳瑭（《溫病條辨》）

王清任（《醫林改錯》）

方劑學的發展歷程

先秦時期

　　早期的方劑多為單方。據史料記載，最遲在春秋戰國時期複方 * 便已出現。複方可以增強藥物作用，提高療效，並減輕不良反應和毒性，是古代醫藥發展過程中的巨大進步。

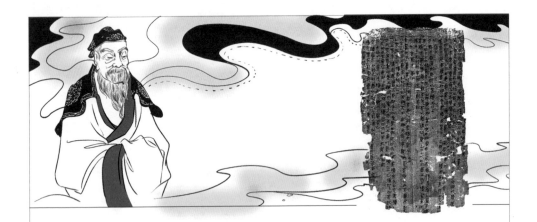

● 《周禮》中已有關於「和藥」「和齊」的記載。「齊」，就是「劑」，有和合、調配不同的藥物組成方劑之意。

● 安徽阜陽出土的漢初殘簡《萬物》中，有迄今由考古獲得的最早複方文獻記載。這說明，最遲在春秋戰國時期，複方就已經出現了。

● 成書於戰國晚期的《五十二病方》，是現存最古老的方書。全書除收錄藥物外，也記載了藥方的用法（內服法、外用法），還有炮製和用量方面的若干要求和規定。這充分說明最遲在戰國晚期，方劑的應用便已初具規模。

圖解中醫　方劑篇

* 複方：是將兩味或兩味以上的藥物組合在一起的方劑，古代又稱為重方。

方劑學的發展歷程

兩漢時期

　　兩漢時期，方劑學得到了極大的發展，不僅初步總結了治則 * 和治法，提出了對組方的基本結構要求，初步奠定了方劑學的理論基礎，而且產生了一批名垂千古的著名方劑。

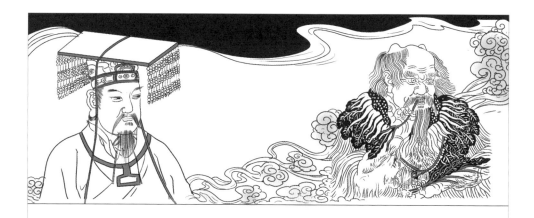

● 《黃帝內經》初步總結了治則和治法，提出「君臣佐使」等組方的基本結構要求，並對「君臣佐使」做了初步概括性的界定。《黃帝內經》初步奠定了方劑學的理論基礎。

● 1972 年出土的漢代簡書《治百病方》中存方劑 36 首，各方共用藥 100 餘種，劑型涉及湯、丸、膏、散、醴 *，充分顯示出當時人們對方劑的運用水平之高。

● 以《神農本草經》為代表的本草學興盛發展，使方劑的研究得到了深入，方劑的質量隨之提高。

● 漢末名醫張仲景的臨床巨著《傷寒雜病論》所載的藥物配伍理論多被世人遵循，其所收錄的眾多傳世名方也被廣泛效法利用，此書被推崇為「方書之祖」。

---

* 治則：就是治療疾病的法則。治則是在整體觀念和辨證論治精神指導下制定的，對臨床治療立法、處方、用藥，具有普遍指導意義。
* 醴：甜酒。

方劑學的發展歷程

兩漢時期——《黃帝內經》

　　《黃帝內經》是我國現存成書最早的一部醫學典籍。它對方劑的配伍原則做出比較完整的歸納與總結，書中雖然只留下 13 首方劑，但已經有了湯、丸、散、膏、酒等不同劑型的區別，並有組方原則、組方體例等理論。

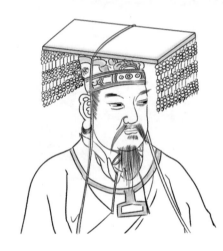

書名：《黃帝內經》

作者：假託黃帝

地位：我國現存最早的醫學典籍

成書時間：約成書於戰國時期

● 《黃帝內經》提出了「君、臣、佐、使」的組方理論，並大致界定了君藥、臣藥、佐使藥的含義，如「主病之謂君，佐君之謂臣，應臣之為使」。

● 《黃帝內經》系統全面地總結了「謹察陰陽，以平為期」「治病必求於本」以及整體治療、標本緩急等治則理論。

● 《黃帝內經》中總結的大量治法被後世醫家作為立法組方的理論基礎。

● 《黃帝內經》雖然只記載了 13 首方劑，但包括了丸、散、膏、酒等不同劑型。生鐵落飲、蘭草湯、半夏秫米湯等劑型各異。

圖解中醫　方劑篇

26

方劑學的發展歷程

兩漢時期——《傷寒雜病論》

　　漢末，疫病肆虐，名醫張仲景著書《傷寒雜病論》，書中記載有效方劑323首，包含了許多被後世廣泛效法運用的傳世名方，其配伍組方規律也被後世醫家所遵循。《傷寒雜病論》對後代方劑學的發展影響深遠，被譽為方書之祖。

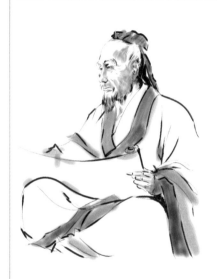

書名：《傷寒雜病論》

作者：張仲景

地位：我國最早的理論聯繫實踐、理法方要
　　　齊備的臨床醫學專著，形成了最有影
　　　響的辨證論治體系

成書時間：東漢

● 《傷寒雜病論》曾散失，後經晉代王叔和、宋代林億等醫家先後整理編輯為《傷寒論》和
　《金匱要略》，方得以流傳。

● 傳世的《傷寒論》載方113首，《金匱要略》載方245首，不計兩書並存的重複方，計有
　323首方劑。

● 兩書中所載方劑，大多有理有法，組方嚴謹，選藥精當，藥味不多，主次分明，變化巧
　妙，成為後代醫者的基礎方。

● 代表方劑有麻黃湯、麻黃杏仁甘草石膏湯、四逆湯、茵陳蒿湯、桂枝湯、五苓散、大承
　氣湯、白虎湯、當歸芍藥散等。後世大量常用名方多以這些方劑為基礎演化發展而來。

帶你了解方劑

27

方劑學的發展歷程

魏晉南北朝時期

　　魏晉南北朝時期，社會動盪不安，藥材的生產、運輸、貿易受到嚴重影響，因此，這一時期的臨床組方選藥側重實用，提倡用藥簡捷。目前，尚存影響較大的有《肘後備急方》《小品方》《劉涓子鬼遺方》等。

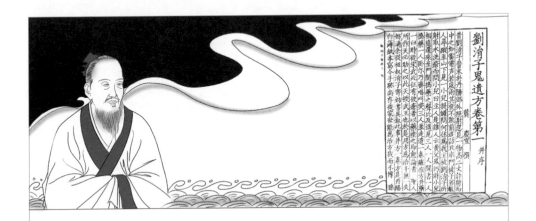

- ●《肘後備急方》為東晉著名醫家葛洪的著作。此書行文簡潔，收錄了許多後世名方，所錄各方取材方便，用法簡便，療效明顯。

- ● 陳延之所撰《小品方》，是對《傷寒雜病論》以來經驗方的系統整理，在隋唐時期享有盛名，後散佚。此書涉及臨床各科，重點收錄簡、便、廉、效的方劑。書中所錄芍藥地黃湯，開啟溫熱病解毒、涼血、化瘀的先河。

- ●《劉涓子鬼遺方》，先由晉人劉涓子最初編輯，後經南齊龔慶宣整理而成。其主收金瘡、癰疽、疹癬、燙火傷等外科方劑，反映了這一時期的外科用藥成就，是現存最早的外科方書。

圖解中醫　方劑篇

28

魏晉南北朝時期——《肘後備急方》

　　《肘後備急 * 方》,又稱《肘後救卒方》,是東晉著名醫家葛洪的著作。此書行文簡潔,所錄各方取材方便,用法簡便,療效明顯,其中收錄了許多後世名方,為世人推崇。

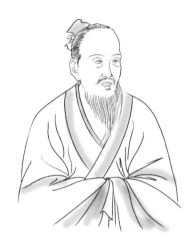

書名:《肘後備急方》

作者:葛洪

年代:東晉

特點:簡、便、廉、效的中醫藥著作

● 《肘後備急方》由《金匱藥方》100 卷中摘錄 3 卷而成。經陶弘景增補,題名《華陽隱居補闕肘後百一方》,再經金人楊用道將《證類本草》部分藥方附於其中,名曰《附廣肘後方》,後成為明清以後各種版本的祖本。

● 該書共收單方 510 首、複方 494 首,論述簡潔,所載錄之藥方及用法,均為葛氏「皆已試而後錄之」。

● 簡、便、廉、效,是《肘後備急方》的顯著特點。

● 書中還收錄了一些應對突發病症(如卒中、昏厥、溺水、外傷、中毒等)的方劑。

● 《肘後備急方》中最先記載了以青蒿汁治瘧疾,蔥豉湯、黃連解毒湯等內容。

＊肘後備急:指放在手邊肘後,便於攜帶,方便查閱,可供臨床救急之用。

方劑學的發展歷程

隋唐時期

隋唐時期，方劑學取得了較大發展。政府的主動參與促進了方書的編纂和方劑知識的普及。此期間，方書大量湧現，其中《備急千金要方》（即《千金要方》）《千金翼方》和《外臺秘要》為唐代方劑學的代表作。

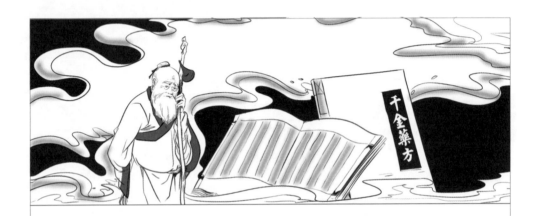

● 隋唐時期，方書大量湧現，無論從數量，還是篇幅，都盛況空前。據《隋書·經籍志》記載，有方書 256 種，4510 卷。唐代僅《宋以前醫籍考》不完全統計，當時的經驗方就有 138 部。

● 唐代由於對外交流的頻繁，外來醫方和少數民族驗方及外來藥都被唐人廣泛利用。代表藥劑如乞力伽丸、耆婆丸、阿迦佗丸、匈奴露宿丸等。

● 隋唐時期，出現了許多方劑學的著作，代表作為《備急千金要方》《千金翼方》和《外臺秘要》，這些書反映了唐代方劑學的真正水平。

●《外臺秘要》整理並保存了一大批唐代及唐以前的醫方，至今仍是研究唐以前方劑的重要文獻。

隋唐時期——《備急千金要方》

　　《備急千金要方》和《千金翼方》是唐代醫藥大家孫思邈的力作。兩書所載方劑，旁徵博引，推陳出新，既有對前人經驗的總結，也有作者的創新，堪稱綜合類醫學巨著。

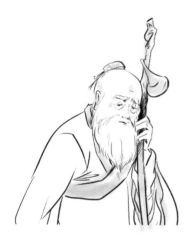

書名：《備急千金要方》

作者：孫思邈

地位：綜合類醫學巨著

成書年代：唐朝

● 《千金要方》共 30 卷，132 門，載方 5300 餘首。

● 該書在以病症類方的同時，又以臟腑為目，對後來臟腑辨證的發展產生了巨大影響。在安排各類方劑次序時，首列「婦人方」3 卷，又設「少小嬰孺方」1 卷，表現出對婦幼疾病防治的特別重視。

● 作者關於治療不孕不育、溫病、失血、驅腸蟲、消渴等證時，多有創新和獨到見解；作者重視「食治」，使許多食療之學、藥膳之方得以傳承發揚；所錄保健、美容方，為後世補虛弱、抗衰老、保健美容留下了許多珍貴的方劑和經驗；所錄溫膽湯、獨活寄生湯、葦莖湯、孔聖枕中丹、紫雪等方劑，至今仍為醫家常用。

宋元時期——宋代

宋代，由於政府的重視和大力提倡，加之出版印刷技術的提高，本草和方書校刊彙纂非常繁榮，官修巨著和個人著述各有春秋，相得益彰。

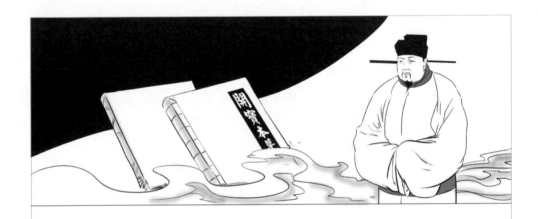

● 公元 1057 年，集賢院設立校正醫書局，此為我國最早的國家醫書編撰出版機構。

● 宋代，方書十分繁盛，既有官修的《普救方》《太平聖惠方》《聖濟總錄》等集大成的巨著，又有《普濟本事方》《雞峰普濟方》等獨具特色的個人著述。

● 北宋醫家唐慎微的《證類本草》，亦收錄有單方 3000 餘首，首開本草附列醫方的先例，留下許多驗方的寶貴資料。

● 北宋官辦藥局「太平惠民和劑局」建立後，成方製劑開始大量規範化生產，標誌著我國製劑和成藥銷售、管理進入了新的階段。其所藏《太平惠民和劑局方》是我國歷史上第一部由政府組織編製的成藥典。

方劑學的發展歷程

宋元時期——金元時期

金元時期，因戰亂影響，方劑學的著作鮮少，方劑學主要成就反映在臨床醫學著作之中。以名醫四大家劉完素、張從正、李東垣、朱丹溪為代表的醫家所著醫方為後世所推崇。

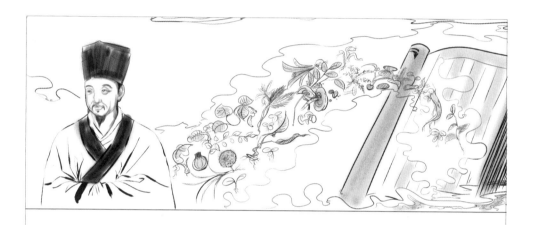

- 金人成無己之《傷寒明理論》系統闡述了張仲景《傷寒論》常用方 20 首的組方原理及方、藥間的配伍關係，開方論之先河。

- 金元時期的著名醫方專書有劉完素《宣明論方》、張從正《經驗方》《秘錄奇方》、李東垣《東垣試效方》、楊用道《附廣肘後方》、朱丹溪《局方發揮》、許國禎《御藥院方》、孫允賢《醫方集成》、李仲南《永類鈐方》、陳子靖《醫方大成》、危亦林《世醫得效方》等。

- 錢乙的六味地黃丸、導赤散、瀉白散，劉完素的防風通聖散、雙解散，張元素的九味羌活湯，李東垣《脾胃論》的補中益氣湯、當歸補血湯、普濟消毒飲，朱丹溪《丹溪心法》的左金丸、大補陰丸、二妙散等，都是宋金元醫家留給後人的無價之寶。

帶你了解方劑

33

明清時期——明代

　　明代的方劑學取得了巨大成就，不論在方書卷帙、方劑數目和論方質量上都極大的提高，並日臻成熟。

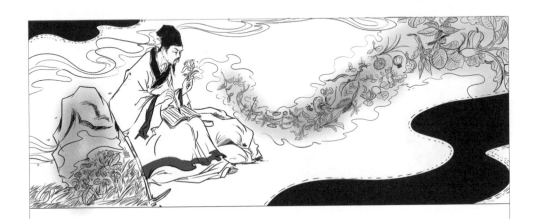

- 搜羅廣博、規模宏大的官修巨著《普濟本事方》，是我國古代規模最大的方劑大全。

- 第一部方論專著——吳昆的《醫方考》誕生。

- 臨床醫學著作中也收方廣泛，如王肯堂的臨床醫學著作《證治準繩》，張介賓的《景岳全書》中「新方八略」所創製的部分方劑，對後世影響極大。

- 吳又可《溫疫論》、虞摶《醫學正傳》、龔廷賢《萬病回春》、秦景明《症因脈治》、綺石《理虛元鑒》、薛己《外科發揮》、陳實功《外科正宗》、武之望《濟陰綱目》等，均對方劑學有特殊貢獻，留下了許多傳世的新方。

- 王肯堂的芍藥散、四神丸，薛己的八珍湯，洪九有的天王補心丹，韓懋的三子養親湯，吳又可的達原飲，陳實功的透膿散、消風散、玉真散，虞摶的九仙散，繆希雍的竹葉柳蒡湯等，至今仍很常用。

- 明代本草書中的附方也頗為可觀。如《本草綱目》一書，收錄單方 11000 多首。

明清時期——清代

清代的方劑學發展特點有三：博採眾家良方的實用性醫方和便於記憶的入門方歌大量出現；清人對製方理論、方義分析、配伍關係的研究成績裴然；方書的書寫格式和分類方法都發生了巨大的革新。

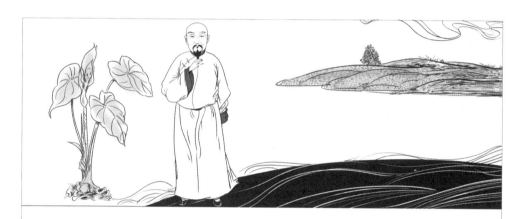

● 清代方書的書寫格式出現了先言功用、後列主治的變化，方書的分類，也引入了按功用分類和按治法分類的方法，即為現代方劑學雛形。

●《古今圖書集成・醫部全錄》《四庫全書》《醫宗金鑒》《溫病條辨》《醫學心悟》等著作，保存了大量的方劑文獻資料，為發展方劑理論、創製新方積累了寶貴經驗。

● 溫病學派的辛涼解表、清營涼血、息風潛陽、解毒開竅等治法，以及銀翹散、清營湯、止嗽散、補陽還五湯、通竅活血湯、陽和湯等，都是後世重要的醫方。

● 清代的實用性方書主要有《醫方集解》和《成方切用》。吳儀洛參考《醫方集解》《醫方考》的長處，刪繁補要，收方 1000 餘首，仍以汪氏分類法為主，列為 24 門，輯成《成方切用》，對後世影響較大。

● 此時出現了一大批方論性專著，如羅美《古今名醫方論》、王子接《絳雪園古方選注》、費伯雄《醫方論》、吳謙等《刪補名醫方論》等。

明清時期——清代《醫方集解》

　　《醫方集解》為清代醫家汪昂所著,是一部內容豐富、影響廣泛的方劑專著。全書共 3 卷,收集切合實用方劑 800 餘首,分列 21 門;每方論述包括適應證、藥物組成、方義、服法及加減等。

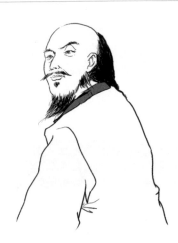

書名:《醫方集解》

作者:汪昂,明末清初人

特點:首開綜合分類方劑的先例

地位:學習者入門首選方書,流傳極廣

● 《醫方集解》所收方劑重在實用,療效肯定。各類正方在前,功用相似的附方羅列其後,主次分明,沿革清楚,加減有法,便於觸類旁通。

● 各方以補養、發表、湧吐、攻裡、祛風、祛寒、清暑、利濕、潤燥、瀉火等功用為主,分為 21 劑。其以治法、病因並結合專科用方,首開綜合分類方劑的先例。

● 作者在論述各方時,詳細地介紹了所針對的證候、病源、脈候、臟腑經絡、藥性、治法,內容完備而簡潔,文字通俗且流暢,是學習者入門首選方書,流傳極廣。

方劑與治法

中醫治病講究辨證論治，而臨床辨證論治是一個先分析問題再解決問題的過程，先要辨清證候，審明病因、病機，再有針對性地明確治療法則，然後才能遣藥組方，達到滿意的療效。可以說，治法是聯繫辨證理論和遣藥組方的紐帶，是學習和使用方劑不可缺少的一環。

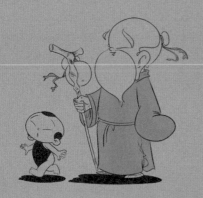

何謂治法

　　治法，是在辨清證候，審明病因、病機之後，有針對性地採取的治療法則，如針對表證用汗法，針對寒證用溫法，用麻黃湯發汗解表，宣肺平喘，用銀翹散辛涼透表，清熱解毒。

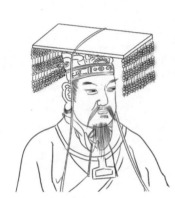

《黃帝內經》中已有豐富的治法理論記載，為中醫學奠定了治法理論的基礎。

《素問‧至真要大論》云：「寒者熱之，熱者寒之，微者逆之，甚者從之，堅者削之，客者除之，勞者溫之……」

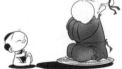

漢末，醫聖張仲景創造性地將治法和方證有機地融為一體，總結了一整套臨床辨證論治的體系。

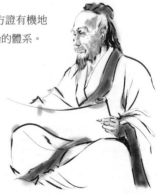

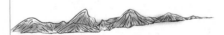

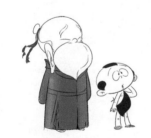

主要內容

　　治法的主要內容可概括為兩個層次：一為針對某一類病機共性所確立的治療大法；一為針對具體證候所設立的具體治法。治療大法把握大的治療原則，而具體治法則保證臨床治療中的具體針對性。

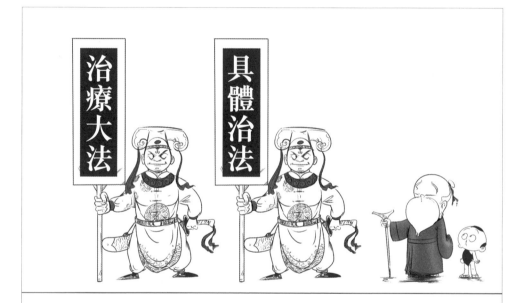

治療大法：具有一定概括性，針對某一類病機共性而確立。如表證用汗法、寒證用溫法、熱證用清法、虛證用補法、實證用瀉法等。

具體治法：是針對具體證候所確定的治療方法，各論中每一具體方劑的「功用」就體現了該方的具體治法。如麻黃湯的功用為發汗解表，宣肺平喘。

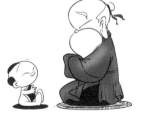

方劑與治法

39

何謂治法

主要體系

治法與病機是相對應的。中醫學具有多種臨床辨證論治體系，如臟腑辨證、六經辨證、衛氣營血辨證、三焦辨證、經絡辨證等，因而也形成了與之對應的多種治法體系。

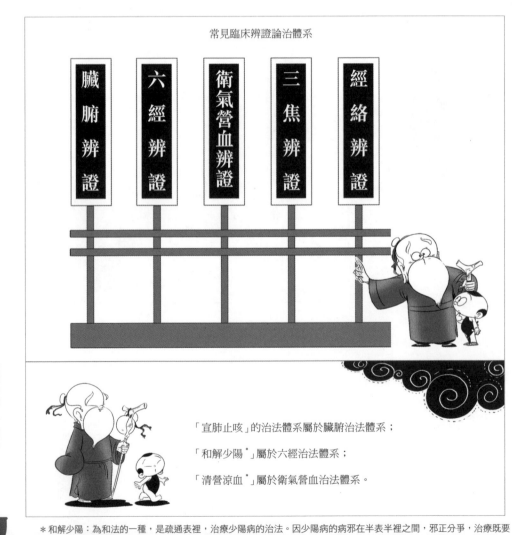

常見臨床辨證論治體系

臟腑辨證

六經辨證

衛氣營血辨證

三焦辨證

經絡辨證

「宣肺止咳」的治法體系屬於臟腑治法體系；

「和解少陽﹡」屬於六經治法體系；

「清營涼血﹡」屬於衛氣營血治法體系。

﹡和解少陽：為和法的一種，是疏通表裡，治療少陽病的治法。因少陽病的病邪在半表半裡之間，邪正分爭，治療既要透解半表之邪，又要清泄半裡之邪，還要防邪深入，所以不能用汗、吐、下法，只有用和解少陽法才能取效。

﹡清營涼血：為清法的一種，是運用具有寒涼性質的藥物為主組方，以治療熱邪深入營血的治法。此法適用於邪熱入營或邪熱入血的病證。

方劑與治法的關係

　　治法理論是遣藥組方和運用成方的指導原則。治法是針對病機而產生的，而方劑必須相應地體現治法。治法指導遣藥組方，是原則；方劑則用來體現和完成治法，是手段。

某人患了感冒，被確定為風寒所致的表寒證，根據表證當用汗法、治寒當以溫法的治療大法，決定用辛溫解表法治療，選用相應的有效成方進行加減，或自行選藥組成辛溫解表劑，如法煎服，最好達到汗出表解，邪去人安的目的。

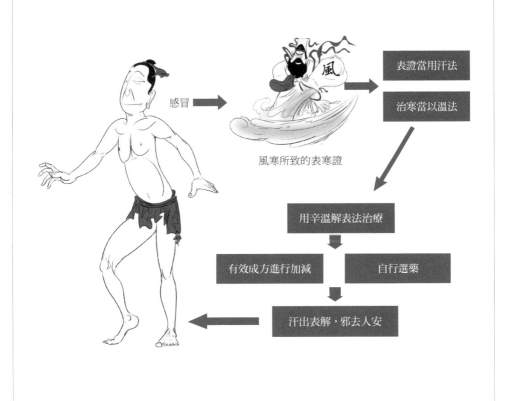

感冒

風寒所致的表寒證

表證當用汗法

治寒當以溫法

用辛溫解表法治療

有效成方進行加減　　自行選藥

汗出表解，邪去人安

常用治法

　　歷代醫家歸納的治法體系眾多，現代常用的「八法」是清代醫家程鍾齡從高層次治療大法的角度，根據醫家對治法的歸類總結而來的，即汗、和、下、消、吐、清、溫、補等八法。

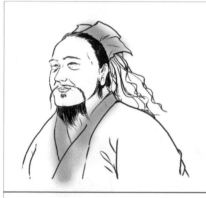

「論病之源，以內傷、外感四字括之。論病之情，則以寒、熱、虛、實、表、裡、陰、陽八字統之。而論治病之方，則又以汗、和、下、消、吐、清、溫、補八法盡之。」

——清‧程鍾齡《醫學心悟‧醫門八法》

八種治法，適合於表裡、寒熱、虛實的不同證候。但是，疾病的具體病況往往比較複雜，用單一的治法不一定收到顯效，多需幾種治法相互配合，才能事半功倍。組方遣藥時，要針對具體病證，靈活運用八法，採取最適合病情的治法。

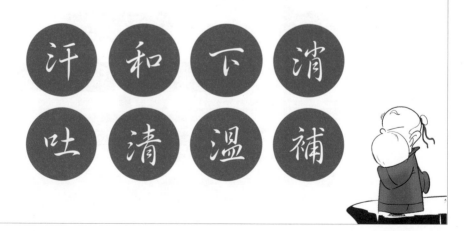

汗法

　　汗法，通過開泄腠理、調暢營衛＊、宣發肺氣等作用，使在表的外感六淫之邪隨汗而解的一類治法。汗法有辛溫、辛涼的區別。汗法可以單用，也可與補法、下法、消法等其他治療方法結合運用。

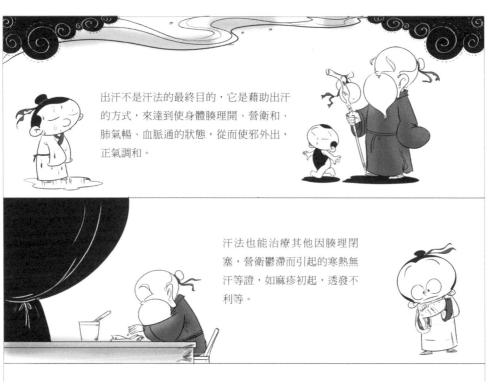

出汗不是汗法的最終目的，它是藉助出汗的方式，來達到使身體腠理開、營衛和、肺氣暢、血脈通的狀態，從而使邪外出，正氣調和。

汗法也能治療其他因腠理閉塞，營衛鬱滯而引起的寒熱無汗等證，如麻疹初起，透發不利等。

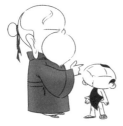

使用汗法應注意：以汗出邪去為度，不可大汗，否則傷津，傷陽；表邪已盡，麻疹已透，瘡瘍＊已潰的時候，不應再使用汗法；津液虧虛時不能再使用汗法；夏季慎用辛溫解表藥。

＊營衛：營，指由飲食中吸收的營養物質，有生化血液，營養周身的作用。衛，指人體抗禦病邪侵入的功能。
＊瘡瘍：是各種致病因素侵襲人體後引起的一切體表化膿感染性疾病的總稱，包括急性和慢性兩大類。

常用治法

汗法──辛溫解表

辛溫解表的適應證為表寒證。表寒證的主要症狀為發熱,惡寒,無汗或有汗,頭痛鼻塞,肢體酸痛,舌苔薄白,脈浮緊或浮緩。

辛溫解表的藥物:荊芥、紫蘇葉、生薑、蔥白、麻黃、桂枝、羌活等。

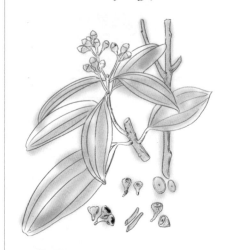

桂枝

羌活發汗、退熱、止痛作用較強,但性偏溫燥,可與黃芩、板藍根等藥配伍。

生薑、蔥白是辛溫解表法的輔助藥。

紫蘇葉既能溫散,也能和中,多用於表寒證而兼有腸胃疾病的人。

麻黃多用於表寒證而兼有咳喘的人。

桂枝、羌活、防風三者配伍,適合治療表寒而兼肢節疼痛的人。

桂枝與白芍配伍則適合治表寒之營衛不和。

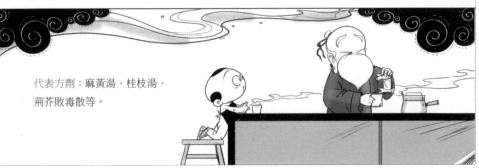

代表方劑:麻黃湯、桂枝湯、荊芥敗毒散等。

汗法──辛涼解表

　　辛涼解表適於治療表熱證（或者溫燥）。表熱證的主要症狀為發熱明顯，微惡風寒，口渴，咽紅咽痛，舌紅苔黃且乾，脈浮數[*]。

辛涼解表的藥物：桑葉、菊花、薄荷、豆豉、牛蒡子、葛根、浮萍等。

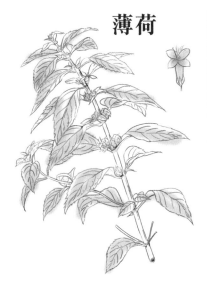

薄荷

薄荷	薄荷常用於發汗退熱。
桑葉	桑葉兼能清肺熱。
牛蒡子	牛蒡子兼能利咽宣肺而治痰熱。
豆豉	豆豉長於透邪退熱。
葛根	葛根兼治大便泄瀉或項背強直。

表熱證也可以適當配伍荊芥、紫蘇葉、防風、豆豉等辛溫的藥物，輔助辛涼解表藥發散表熱。

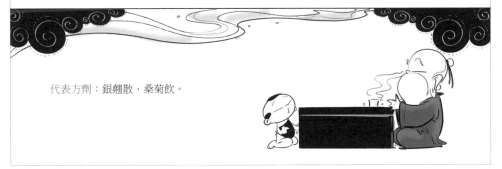

代表方劑：銀翹散、桑菊飲。

方劑與治法

*脈浮數：同時出現浮脈和數脈的脈象。浮脈，脈位表淺，輕輕取脈應指明顯，重按則脈力稍減但不空虛的脈象。數脈，急速（相當於每分鐘 90 次以上）的脈象。

吐法

吐法，是通過湧吐的方法，使停留在咽喉、胸膈、胃脘的痰涎、宿食或毒物從口中吐出的治法。

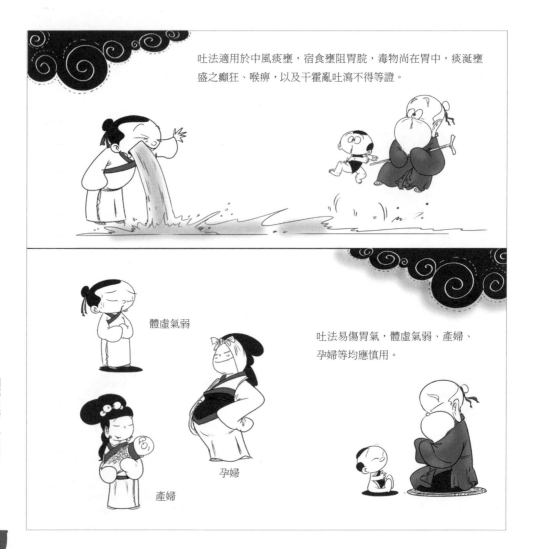

吐法適用於中風痰壅，宿食壅阻胃脘，毒物尚在胃中，痰涎壅盛之癲狂、喉痹，以及乾霍亂吐瀉不得等證。

體虛氣弱

吐法易傷胃氣，體虛氣弱、產婦、孕婦等均應慎用。

孕婦

產婦

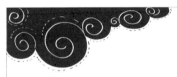

常用治法

下法

　　下法，是通過瀉下、蕩滌、攻逐等作用，使停留於胃腸的宿食、燥屎、冷積、瘀血、結痰、停水等從下竅而出，以袪邪除病的一類治法。因病情有寒熱之別，下法可分寒下、溫下、潤下、逐水、攻補兼施幾類。下法可與其他治法結合運用。

凡因病邪在腸胃而引起的大便不通、燥屎內結，或熱結旁流，以及停痰留飲、瘀血積水等形症俱實之證，均可使用下法。

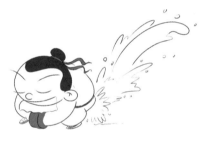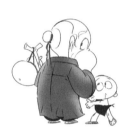

使用下法的注意事項：凡年高體虛、產後、血虧、病後津傷以及失血的人，即使便秘，也不可以草率使用下法；婦女妊娠及月經期慎用；使用下法達到袪邪目的即可，不能過度、過量，以防損傷正氣；凡服瀉下劑後，多會損傷胃氣，所以忌食油膩及不易消化的食物。

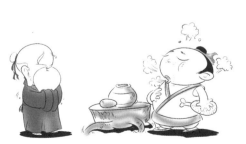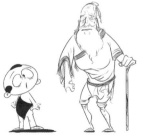

下法——寒下

　　寒下法的適應證為裡實熱證。裡實熱證是外感熱病或毒熱火邪內蘊，症狀表現為高熱煩躁，神昏抽搐，大便不下。

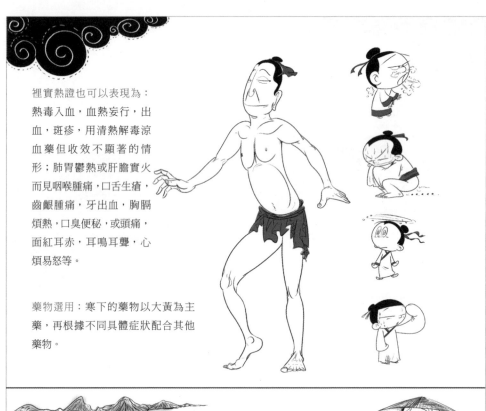

裡實熱證也可以表現為：熱毒入血，血熱妄行，出血，斑疹，用清熱解毒涼血藥但收效不顯著的情形；肺胃鬱熱或肝膽實火而見咽喉腫痛，口舌生瘡，齒齦腫痛，牙出血，胸膈煩熱，口臭便秘，或頭痛，面紅耳赤，耳鳴耳聾，心煩易怒等。

藥物選用：寒下的藥物以大黃為主藥，再根據不同具體症狀配合其他藥物。

代表方劑：大承氣湯、小承氣湯、調胃承氣湯、涼膈散、當歸龍薈丸。

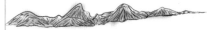
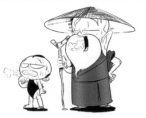

下法——溫下

　　溫下法的適應證為寒邪凝滯腸胃而脘腹劇痛如針刺、拒按的情形；或脾胃虛寒，運化失常，冷積停滯腸胃而見腹痛喜噯，按之硬滿，偏愛熱飲，便秘或下利不暢，畏寒肢冷，舌苔白滑的情形。

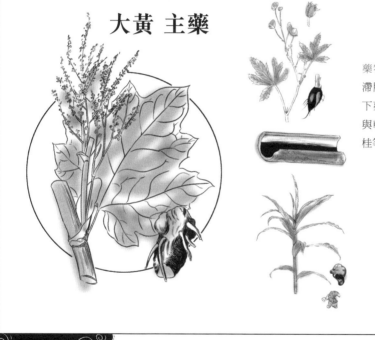

大黃　主藥

藥物選用：寒邪凝滯腸胃，以苦寒瀉下藥大黃為主藥，與乾薑、附子、肉桂等溫藥配伍。

代表方劑：大黃附子湯、三物備急湯。

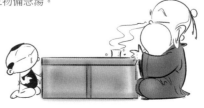

下法——潤下

　　潤下法主要用於年老體弱、孕產婦等因為津血不足引起的便秘、習慣性便秘等證。

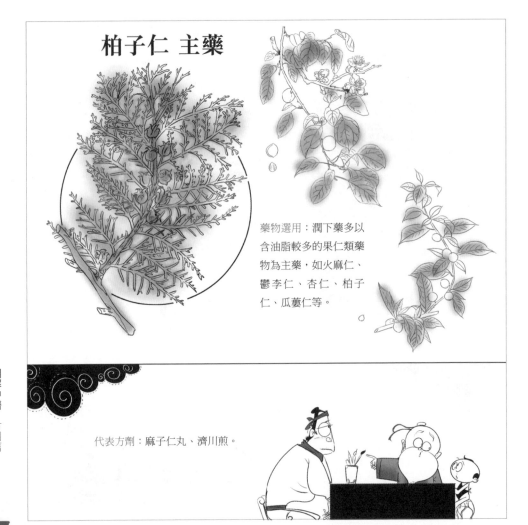

柏子仁 主藥

藥物選用：潤下藥多以含油脂較多的果仁類藥物為主藥，如火麻仁、鬱李仁、杏仁、柏子仁、瓜蔞仁等。

代表方劑：麻子仁丸、濟川煎。

下法——逐水

逐水法適用於胸腔積液、腹水重症，如胸腹脹滿，大小便不通，呼吸困難，不能平臥，脈實有力等邪實而正氣尚能耐受攻下的人。

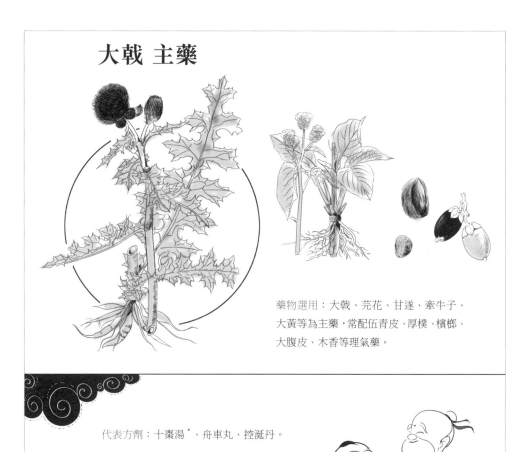

大戟 主藥

藥物選用：大戟、芫花、甘遂、牽牛子、大黃等為主藥，常配伍青皮、厚樸、檳榔、大腹皮、木香等理氣藥。

代表方劑：十棗湯*、舟車丸、控涎丹。

*十棗湯等藥藥性峻烈，不宜久用，肝腎功能有嚴重損害且有出血傾向者均不宜服用。

下法——攻補兼施

此法適用於裡實積結而正氣已虛，不能耐受攻下的人。

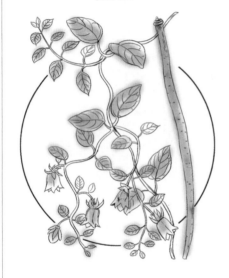

黨參

藥物選用：瀉下藥與黨參、當歸、甘草、大棗、苦參、生地黃、麥冬等補氣養血、滋陰養陰的藥物相配伍。

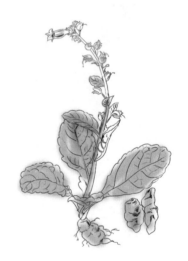

代表方劑：黃龍湯、增液承氣湯。

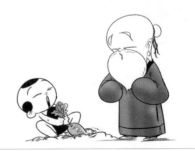

常用治法

和法

　　和法，是通過和解或調和的方法，使位於半表半裡的病邪，或臟腑、陰陽、表裡失和的病證得以解除的一類治法。

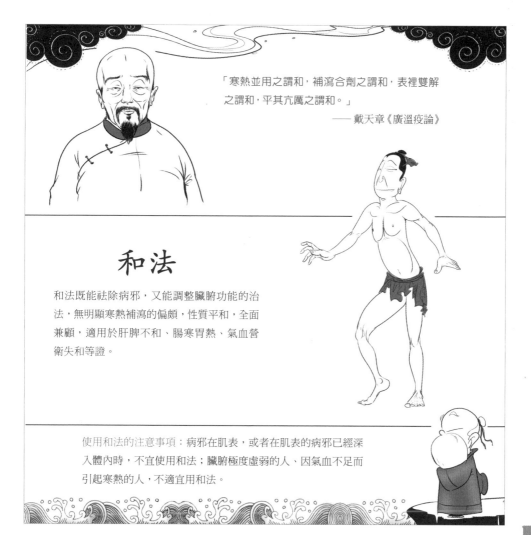

「寒熱並用之謂和，補瀉合劑之謂和，表裡雙解之謂和，平其亢厲之謂和。」
　　　　　　　　——戴天章《廣溫疫論》

和法

和法既能袪除病邪，又能調整臟腑功能的治法，無明顯寒熱補瀉的偏頗，性質平和，全面兼顧，適用於肝脾不和、腸寒胃熱、氣血營衛失和等證。

使用和法的注意事項：病邪在肌表，或者在肌表的病邪已經深入體內時，不宜使用和法；臟腑極度虛弱的人、因氣血不足而引起寒熱的人，不適宜用和法。

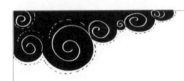

溫法

　　溫法，是通過溫裡祛寒的作用，以治療裡寒證的一類治法。溫法又分為溫中祛寒、回陽救逆和溫經散寒等法。溫法常與補法配合運用。

裡寒證的形成，有的是因為寒邪直接入於體內，有的是因為疏於治療或治療不當而使人體陽氣受到損傷，有的是因為機體陽氣原本就虛弱而導致寒從中生。

裡寒證有部位淺深、程度輕重的差別，所以溫法又有溫中祛寒、回陽救逆和溫經散寒的區別。

在裡寒證形成和發展的過程中，往往陽虛與寒邪並存，所以溫法又常與補法配合運用。

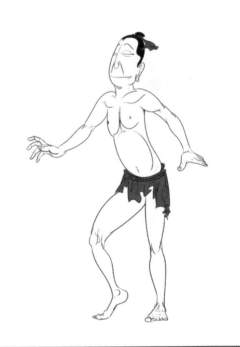

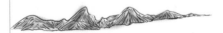

使用溫法的注意事項：真熱假寒證不可使用溫劑；有出血病史的人慎用溫劑；體質陰虛的人慎用溫劑。

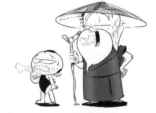

圖解中醫　方劑篇

54

常用治法

溫法——溫中祛寒

　　溫中祛寒法適於治療脘腹冷痛，嘔吐，腹瀉，舌淡胖苔白滑，脈沉遲等證。如果是脾陽虛，則多見腹痛喜暖，腹脹便溏，四肢不溫等；如果以胃寒為主，則表現為胃脘疼痛，遇熱痛減。

乾薑 主藥

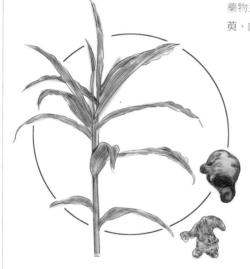

藥物選用：乾薑、高良薑、炮薑、川花椒、吳茱萸、肉豆蔻等溫中散寒藥為主。

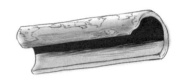

嚴重脾陽虛的人，應再選黨參、白朮、甘草等益氣健脾藥；胃寒嚴重的人，宜加和胃降逆藥；寒氣甚重的可加附子、肉桂等溫陽藥。

代表方劑：理中湯、吳茱萸湯、小建中湯、大建中湯、厚樸溫中湯。

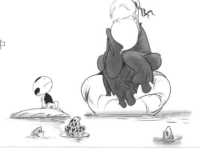

溫法——回陽救逆

　　回陽救逆法的適應證為陰寒內盛，陽氣衰微或亡陽虛脫。例如，惡寒蜷臥，四肢厥冷，吐利腹痛，血壓及體溫降低，面色蒼白，出冷汗，脈微細或脈虛等。

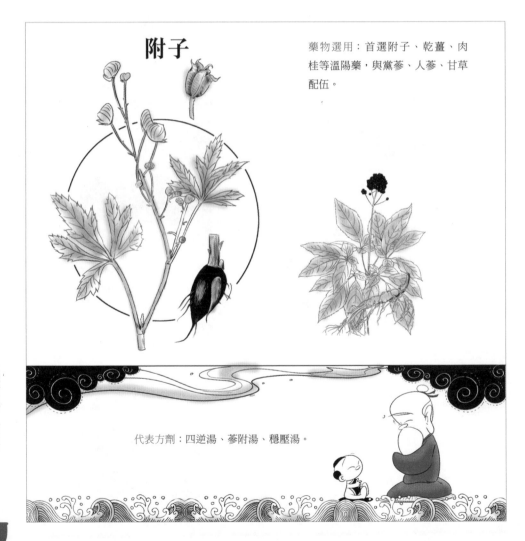

附子

藥物選用：首選附子、乾薑、肉桂等溫陽藥，與黨蔘、人蔘、甘草配伍。

代表方劑：四逆湯、蔘附湯、穩壓湯。

溫法——溫經散寒

　　溫經散寒法適用於寒邪凝滯在經絡，症見四肢冷痛或血脈流通不暢，肢端青紫，脈細如絲等；或風寒濕痹 *，偏於寒盛，四肢關節肌肉冷痛，屈伸不利，得熱痛感減輕。

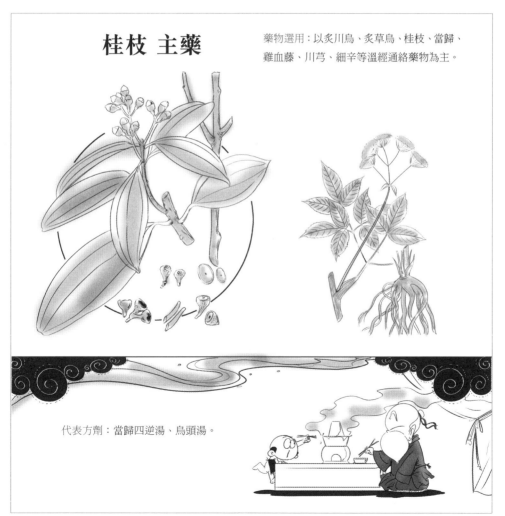

桂枝 主藥

藥物選用：以炙川烏、炙草烏、桂枝、當歸、雞血藤、川芎、細辛等溫經通絡藥物為主。

代表方劑：當歸四逆湯、烏頭湯。

方劑與治法

*風寒濕痹：行痹、痛痹、著痹的合稱。行痹，又稱風痹，指以遊走性疼痛為主要表現的痹證；痛痹，以肢體關節疼痛較為劇烈，遇寒加重，得熱痛減，畫輕夜重，關節不能屈伸，痛處不紅，觸之不熱為主要表現的痹證；著痹，因濕性黏膩滯著而導致的肢體關節重著酸痛，以痛處固定，下肢尤為嚴重，或有腫脹，肌膚麻木，陰雨加重為主要表現的痹證。

常用治法

清法

　　清法是通過清熱、瀉火、解毒、涼血等作用，治療各種熱證的一類治法。遵循的是「熱者寒之」的原理。清法可分為清氣分 * 熱、清營涼血、清熱解毒、清臟腑熱、清化濕熱、滋陰清熱 6 種。

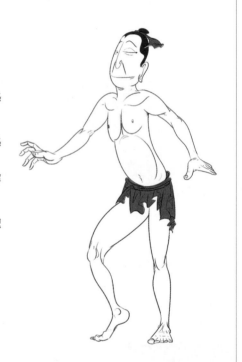

清法適用於裡熱證 *、火證 *、熱毒證及虛熱證 * 等裡熱病證。

裡熱證還可以進一步細緻分化為熱在氣分、熱在營分、熱在血分、熱壅成毒、熱在某一臟腑。所以，清法又有清氣分熱、清營涼血、清熱解毒、清臟腑熱等區別。

熱證易傷陰，大熱易耗氣，所以清熱劑中常配伍生津、益氣之品。

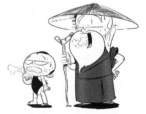

使用清法的注意事項：清法所用藥物多為寒涼藥，過服或久服會影響脾胃功能，宜配健脾藥；臟腑平素虛寒者慎用；苦寒清熱藥多性燥，易傷陰液，宜配養陰藥。

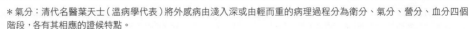

* 氣分：清代名醫葉天士（溫病學代表）將外感病由淺入深或由輕而重的病理過程分為衛分、氣分、營分、血分四個階段，各有其相應的證候特點。
* 裡熱證：因熱邪內傳或臟腑、氣血積熱而導致，以身熱汗多，口渴引飲，心煩口苦，小便短赤，舌紅苔黃，脈洪數或弦數等為常見症的證候。（見下頁）

常用治法

清法——清熱瀉火

清熱瀉火的適應證為氣分熱。氣分熱的主要症狀為大熱、大汗、大渴、脈洪大，或病後餘熱不清，心內鬱煩。

藥物選用：以如石膏、知母、梔子、竹葉等辛寒、苦寒藥為主。

石膏 主藥

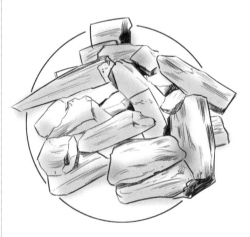

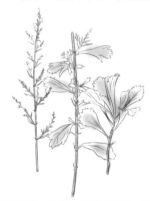

使用清熱瀉火的藥物要注意宣透，即讓病邪完全泄出，不要使其進入到血液中去，可以配合青蒿、葛根、梔子、豆豉等清熱透邪的藥物。還要注意保護津液，可配伍知母、天花粉、蘆根、生地黃、石斛等清熱生津的藥物。

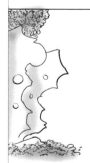

代表方劑：白虎湯、梔子豉湯。

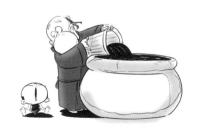

（接上頁）＊火證：火熱之邪為病，或情緒過激，身體功能亢盛所致，以發熱，津傷，面目紅赤，局部紅腫潰爛為常見症狀的證候。

＊虛熱證：是因氣血陰液不足或邪盛傷正所導致的熱證。

清法──清熱涼血

　　清熱涼血的適應證為熱性病，熱入營血而出現的高熱、神昏、譫語＊、舌紅絳，以及血熱出血和斑疹等。

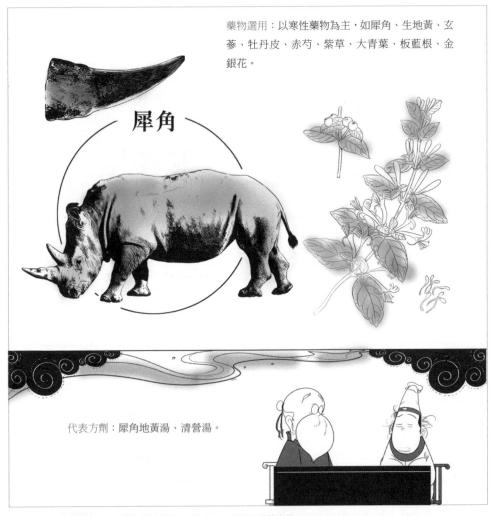

藥物選用：以寒性藥物為主，如犀角、生地黃、玄蔘、牡丹皮、赤芍、紫草、大青葉、板藍根、金銀花。

犀角

代表方劑：犀角地黃湯、清營湯。

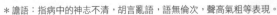

＊譫語：指病中的神志不清，胡言亂語，語無倫次，聲高氣粗等表現。

清法——清熱解毒

　　清熱解毒的適應證為熱毒所導致的各種實熱證，如外感熱病的熱毒熾盛、瘡瘍陽證、丹毒 *、斑疹、肺癰、腸癰、痢下膿血、熱淋等。

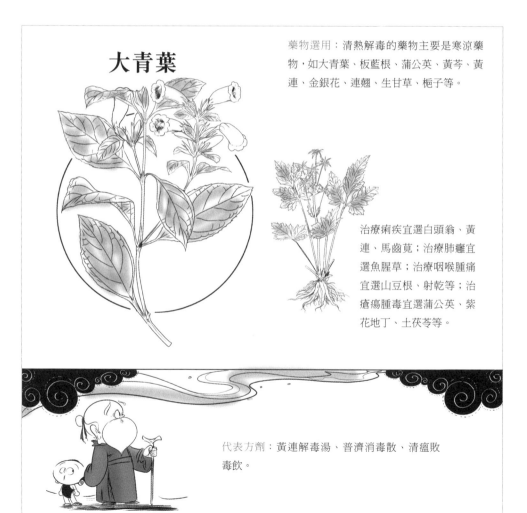

大青葉

藥物選用：清熱解毒的藥物主要是寒涼藥物，如大青葉、板藍根、蒲公英、黃芩、黃連、金銀花、連翹、生甘草、梔子等。

治療痢疾宜選白頭翁、黃連、馬齒莧；治療肺癰宜選魚腥草；治療咽喉腫痛宜選山豆根、射乾等；治瘡瘍腫毒宜選蒲公英、紫花地丁、土茯苓等。

代表方劑：黃連解毒湯、普濟消毒散、清瘟敗毒飲。

*丹毒：多先由皮膚、黏膜破損，外受火毒與血熱搏結，蘊阻肌膚，不得外泄所致。以患部突然皮膚鮮紅成片、顏色丹紅，灼熱腫脹，迅速蔓延為主要表現的皮膚疾病。

方劑與治法

清法——清臟腑熱

當某一臟腑的邪熱偏盛時，就會出現該臟腑特有的熱證，應該根據藥性和病情選擇適當的藥物。

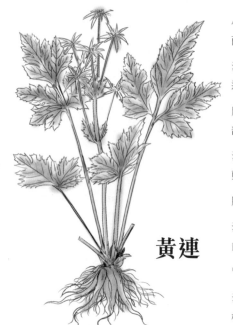

黃連

心經實熱表現：心煩口渴，口舌生瘡，小便短赤而澀痛。

清心瀉火藥：黃連、竹葉、犀角、麥冬、木通、連翹等。

肝經實火表現：脅痛口苦，目赤腫痛，淋濁，陰部生瘡，陰囊紅腫。

清肝瀉火藥：龍膽、梔子、柴胡、夏枯草、板藍根、大青葉、青黛等。

肺熱熾盛表現：咳喘，咳吐黃痰、膿血等；

清肺瀉火藥：桑白皮、石膏、黃芩、魚腥草、白花蛇舌草、穿心蓮、地骨皮等。

胃熱熾盛表現：口臭，牙齦腫爛出血。

清胃瀉火藥：生石膏、知母、黃連、升麻、蘆根、梔子等。

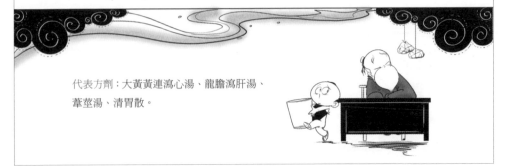

代表方劑：大黃黃連瀉心湯、龍膽瀉肝湯、葦莖湯、清胃散。

清法──清熱化濕

　　清熱化濕的治法可用於一般濕熱證而發熱起伏或長期不退的情形，胸脘痞悶 *，口黏噁心，食慾不振，四肢沉重倦怠，尿赤便溏，苔黃膩等證，也可以用於濕熱化火引起的痢疾、黃疸、熱淋或皮膚病滲黃水的情況。

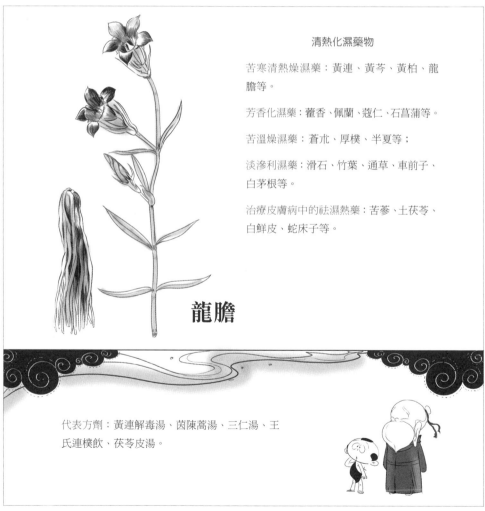

清熱化濕藥物

苦寒清熱燥濕藥：黃連、黃芩、黃柏、龍膽等。

芳香化濕藥：藿香、佩蘭、蔻仁、石菖蒲等。

苦溫燥濕藥：蒼朮、厚樸、半夏等；

淡滲利濕藥：滑石、竹葉、通草、車前子、白茅根等。

治療皮膚病中的祛濕熱藥：苦蔘、土茯苓、白鮮皮、蛇床子等。

龍膽

代表方劑：黃連解毒湯、茵陳蒿湯、三仁湯、王氏連樸飲、茯苓皮湯。

* 胸脘痞悶：即胸部和胃脘部堵塞不舒、痞硬脹悶的一種感覺。

常用治法

清法——滋陰清熱

　　滋陰清熱法適於治療慢性消耗性疾病，陰虛內熱而見骨蒸潮熱 *，盜汗顴紅 *，五心煩熱 * 或熱病後期，邪熱未盡但陰液已傷的情形。

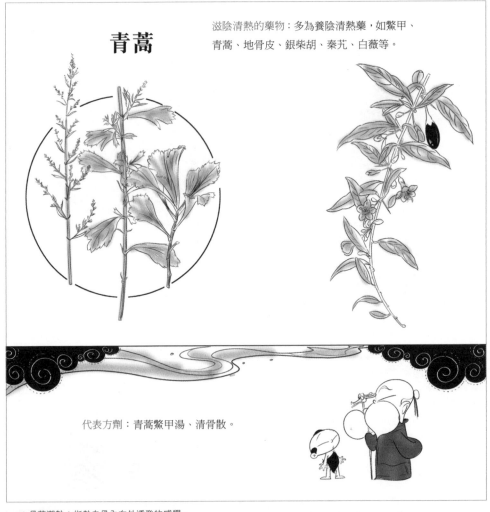

滋陰清熱的藥物：多為養陰清熱藥，如鱉甲、青蒿、地骨皮、銀柴胡、秦艽、白薇等。

青蒿

代表方劑：青蒿鱉甲湯、清骨散。

圖解中醫　方劑篇

64

＊骨蒸潮熱：指熱自骨內向外透發的感覺。
＊盜汗顴紅：盜汗，入睡後汗出異常，醒後汗出即止。顴紅，面部僅兩顴部位皮膚發紅的表現。
＊五心煩熱：自己感覺兩手心、兩足心發熱及心胸發熱，可伴有心煩不寧，體溫升高。

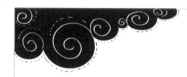

常用治法

消法

　　消法是通過消食導滯、行氣活血、化痰利水、驅蟲等方法,使氣、血、痰、食、水、蟲等漸積形成的有形之邪漸消緩散的一類治法。

消法適用於飲食停滯、氣滯血瘀、癥瘕[*]積聚、水濕內停、痰飲不化、疳積蟲積以及瘡瘍癰腫等病證。

消法所治的病證主要發生於臟腑、經絡、肌肉之間,病邪比較頑固,來勢較緩慢,日積月累,逐漸形成,並且多虛實相雜,尤其是氣血積聚而形成的癥瘕痞塊[*]、痰核[*]瘰癧[*]等,用藥後也不可能迅速消除,必須漸消緩散。

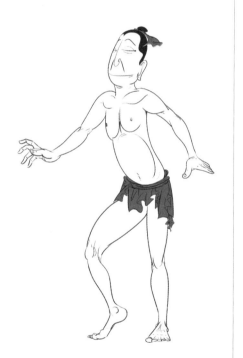

消法常與補法、下法、溫法、清法等其他治法配合運用,但仍以消為主。

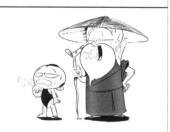

方劑與治法

* 癥瘕:指腹腔內可觸摸到的有形包塊。
* 痞塊:也叫痞積,肚子裡可以摸得到的硬塊,多因脾臟腫大引起。
* 痰核:皮下腫起如核的結塊,多由濕痰流聚而成。
* 瘰癧:結核類疾病。主要表現為頸部緩慢出現豆粒大小圓滑腫塊,累累如串珠,不紅不痛,潰後膿水清稀,夾有敗絮狀物,易成為瘻管。

消法──消食導滯

消食導滯法適用於消化不良引起的脘*悶腹脹，噯腐*吞酸*，噁心嘔吐，食慾缺乏或腹痛便秘，腹瀉，舌苔厚膩等。

山楂

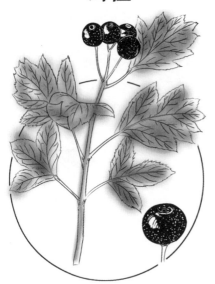

藥物選用：消食用神麴、穀芽、麥芽、山楂、雞內金；如果是食滯胃脘，胃氣上逆加萊菔子、半夏、赭石；如果是氣滯於中而脘腹脹滿，加陳皮、木香、砂仁；嚴重積食的可配用適量瀉下藥；脾胃虛弱者可配健脾和胃藥。

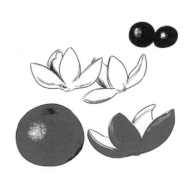

代表方劑：保和丸、枳實導滯丸。

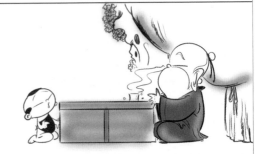

*脘：胃的內腔。
*噯腐：證名。噯氣兼有腐臭味，多因脾胃虛、飲食失節，胃腸內有食滯停積所致。
*吞酸：證名。酸水自胃中上至咽喉，來不及吐出而下嚥，並可感覺到酸味刺激性的表現。

消法——軟堅消結

軟堅消結法適用於瘰癧、痰核、癭瘤（如淋巴結腫大、甲狀腺腫大）、癥積，如肝脾大、硬結或腫瘤、膽結石、泌尿系結石。

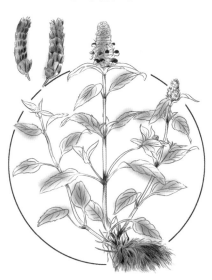

夏枯草

藥物選用：癥積腫塊常選用昆布、海藻、夏枯草、牡蠣、鱉甲、生山楂、雞內金、貝母、山慈菇等以軟堅化積。如兼帶氣滯的，則可選用香附、莪朮、枳實、木香等理氣消脹。兼代瘀血的，可選用川芎、赤芍、丹蔘、桃仁、紅花等活血化瘀藥。腫瘤還可以用黃藥子、山慈菇、半枝蓮、山豆根等。結石則可選用金錢草、海金沙、雞內金、芒硝等。肝膽結石配合疏肝理氣利膽藥，泌尿系結石配利水通淋藥。

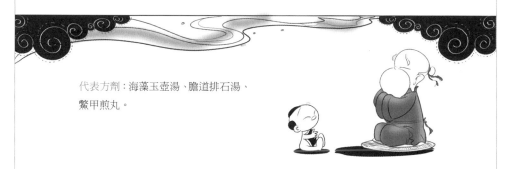

代表方劑：海藻玉壺湯、膽道排石湯、鱉甲煎丸。

消法──消癰排膿

消癰排膿法適用於癰 *、疔 *、癤 *、流注 * 等外科病證。

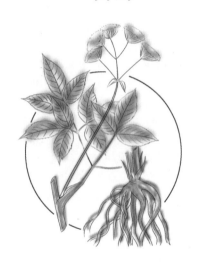

當歸

藥物選用：常選用當歸、川芎、桃仁、牡丹皮、赤芍、乳香等藥。

急性或陽證的瘡瘍多屬熱證：以金銀花、連翹、蒲公英、紫花地丁、黃連、黃芩等清熱解毒藥為主，配以當歸、赤芍、乳香、沒藥、天花粉、白芷、貝母、薏苡仁等。

慢性或陰證的瘡瘍多屬寒證：常用桂枝、麻黃、肉桂、細辛、乾薑以溫陽散寒，配以活血化瘀藥，或白芥子、陳皮等。

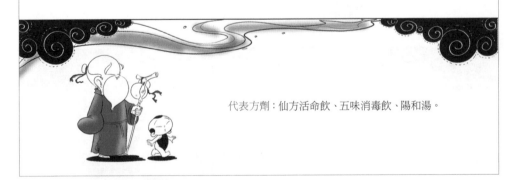

代表方劑：仙方活命飲、五味消毒飲、陽和湯。

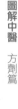

* 癰：多因熱毒蘊蒸，氣血堵塞凝滯所致。生於皮肉之間，以局部光軟無頭，紅腫疼痛，結塊範圍多在 6-9 釐米大小，發病迅速，易腫、易潰、易斂，或有惡寒、發熱、口渴等全身症狀為主要表現的急性化膿性疾病。
* 疔：局部表現為紅、腫、熱、痛，呈小結節狀，並可逐漸增大，呈錐形隆起。繼而中央變軟，出現白色小膿栓。
* 癤：以肌膚淺表部位紅腫疼痛為主要表現的急性化膿性疾病。
* 流注：是以發生在肌肉深部的轉移性、多發性膿腫為表現的全身感染性疾病。

常用治法

補法

補法是通過補益人體氣血陰陽，以主治各種虛弱證候的一類治法。補法通常可分為補氣、補血、補陰、補陽等類，也兼側重於補益五臟。

使用補法的目的，是為了通過藥物的補益，使人體氣血陰陽虛弱或臟腑之間的失調狀態得以糾正，趨於平衡協調。

在正氣虛弱，無力將外邪祛除時，也可以用補法扶助正氣，再配合其他治法扶正祛邪。

補法通常是在無外邪時使用，以便防微杜漸，防患於未然。

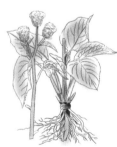

使用補法的注意事項：運用補法，要顧護脾胃功能。補益藥大多滋膩，易於壅中滯氣，如果脾胃功能低下或久服補益劑者，可加入理氣醒脾的豆蔻、砂仁、木香、枳殼等，達到補而不滯的目的。

要注意氣血、陰陽關係。補氣、補血、補陰、補陽四法，病情單純的可以單用，但實際情況是，氣血同源，陰陽互根，可區分主次而互相配合使用。

補法不能濫用，應謹慎從事。

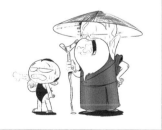

方劑與治法

補法——補氣

　　補氣法適用於肺脾氣虛的病證，症狀表現為倦怠乏力，氣短懶言，語聲低微，動輒氣喘，面色㿠白，納少 * 便溏 *，自汗 *，浮腫，甚至脫肛，子宮脫垂，或虛脫等。

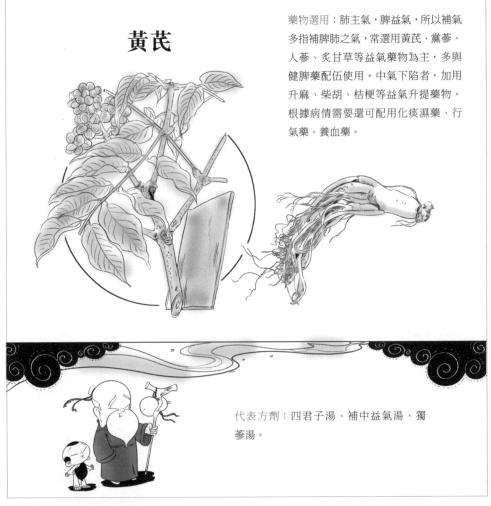

黃芪

藥物選用：肺主氣，脾益氣，所以補氣多指補肺之氣，常選用黃芪、黨蔘、人蔘、炙甘草等益氣藥物為主，多與健脾藥配伍使用。中氣下陷者，加用升麻、柴胡、桔梗等益氣升提藥物。根據病情需要還可配用化痰濕藥、行氣藥、養血藥。

代表方劑：四君子湯、補中益氣湯、獨蔘湯。

* 納少：吃得少。
* 便溏：指大便不成形，形似溏泥，俗稱薄糞。
* 自汗：不因勞累活動，不因天熱及穿衣過暖和服用發散藥物等因素而自然汗出的表現。

補法——補血

補血法適用於血虛病證，症狀表現為面色萎黃或蒼白，唇甲色淡，頭暈眼花，心悸 * 失眠，或月經不調，色淡量少，或手足麻木，舌淡，脈細等。

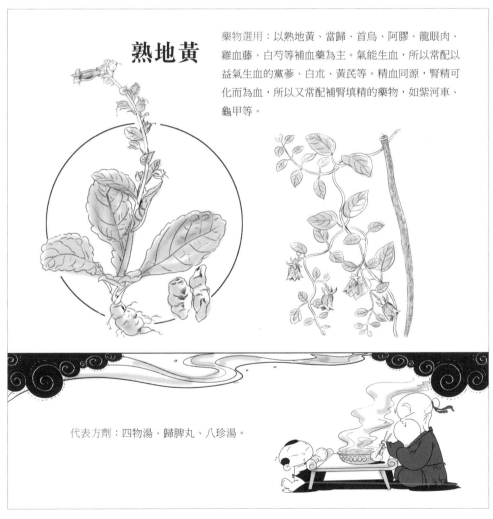

熟地黃

藥物選用：以熟地黃、當歸、首烏、阿膠、龍眼肉、雞血藤、白芍等補血藥為主。氣能生血，所以常配以益氣生血的黨參、白朮、黃芪等。精血同源，腎精可化而為血，所以又常配補腎填精的藥物，如紫河車、龜甲等。

代表方劑：四物湯、歸脾丸、八珍湯。

* 心悸：指不因驚嚇而自覺心跳不寧的疾病。

補法──補陰

補陰法適用於陰虛病證，症狀表現為形體消瘦，口燥咽乾，頭暈眼花，腰膝酸軟，舌紅苔少，脈細數 *。或者是陰虛火旺 *，唇赤顴紅，心煩不寐，手足心熱，潮熱盜汗，遺精、咯血等。

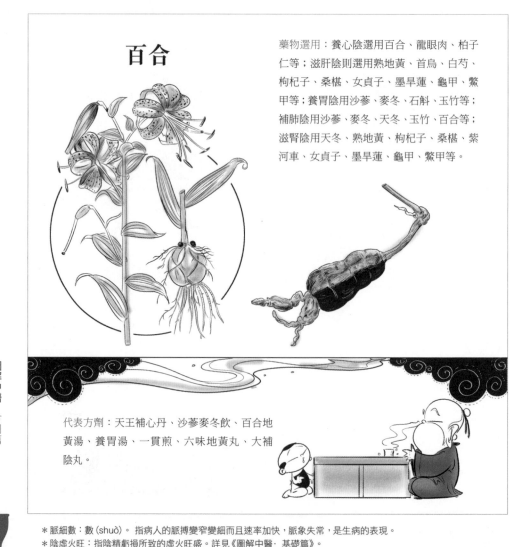

百合

藥物選用：養心陰選用百合、龍眼肉、柏子仁等；滋肝陰則選用熟地黃、首烏、白芍、枸杞子、桑椹、女貞子、墨旱蓮、龜甲、鱉甲等；養胃陰用沙蔘、麥冬、石斛、玉竹等；補肺陰用沙蔘、麥冬、天冬、玉竹、百合等；滋腎陰用天冬、熟地黃、枸杞子、桑椹、紫河車、女貞子、墨旱蓮、龜甲、鱉甲等。

代表方劑：天王補心丹、沙蔘麥冬飲、百合地黃湯、養胃湯、一貫煎、六味地黃丸、大補陰丸。

*脈細數：數(shuò)。 指病人的脈搏變窄變細而且速率加快，脈象失常，是生病的表現。
*陰虛火旺：指陰精虧損所致的虛火旺盛。詳見《圖解中醫‧基礎篇》。

常用治法

補法──補陽

　　補陽法適用於陽虛證，主要是腎陽虛，表現為畏寒肢冷，腰膝酸軟冷痛，陽痿滑精或小便頻數而長，或尿後餘瀝，舌淡，脈沉細，兩尺部＊表現尤其明顯等。

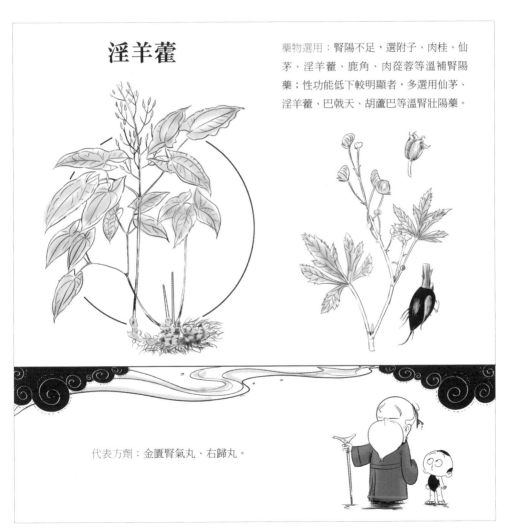

淫羊藿

藥物選用：腎陽不足，選附子、肉桂、仙茅、淫羊藿、鹿角、肉蓯蓉等溫補腎陽藥；性功能低下較明顯者，多選用仙茅、淫羊藿、巴戟天、胡蘆巴等溫腎壯陽藥。

代表方劑：金匱腎氣丸、右歸丸。

方劑與治法

＊尺部：即尺脈，是寸口脈三部之一。寸口脈分寸、關、尺三部，橈骨莖突處為關，關之前（腕端）為寸，關之後（肘端）為尺。

古代方劑的分類

歷代醫家對方劑的分類，各有建樹，先後創立了多種分類方法，現代運用最為廣泛的分類法有：「七方」說、病證分類法、祖方分類法、功用分類法、綜合分類法等。

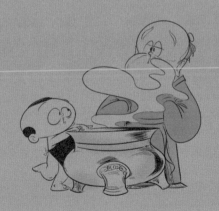

七方之説

「七方」之説最早見於《黃帝內經》，但只是概括地説明製方方法，而非為方劑分類而設。金代成無己明確提出七方之説（即「大、小、緩、急、奇、偶、複」七方），但他也並未按七方對方劑分類。「七方」更可看作古代的一種組方理論。

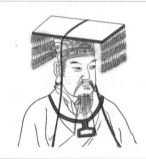

《素問・至真要大論》首提七方，但只是根據病邪的強弱、病位的表裡、病勢的輕重、體質的強弱以及治療的需要，概括地說明製方的方法，而不是為了方劑分類而設。

金代成無己的《傷寒明理論》明確地提出了「七方」的名稱，但他只在分析方劑時引用七方之説，在實際應用時並未按「七方」進行方劑分類，至今也沒有出現過以此為標準分類的方書。

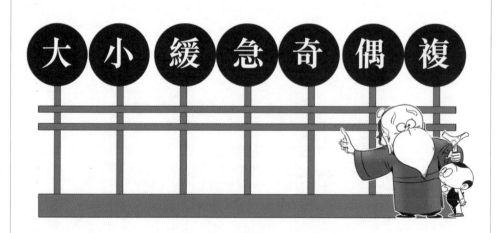

大 小 緩 急 奇 偶 複

病證分類法

病證分類法，就是按照方劑所適應的病證進行分類的方法。這種分類法便於在實際治療時按病索方。有些方書，在病證分類法基礎上還結合了其他分類法，如臟腑病證分類、病因分類。

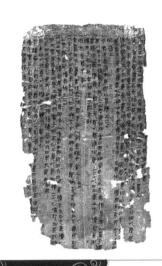

病證分類法最早見於《五十二病方》。該書收錄了 52 種疾病、醫方 283 首，按照病證分類方劑，涉及內、外、婦、兒、五官等科。但是，組方簡單，用量粗略，參考價值不大。

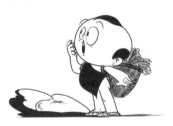

病證分類法的歷代代表方書有《傷寒雜病論》（漢·張仲景著）、《外臺秘要》（唐·王燾著）、《太平聖惠方》（宋·王懷隱等著）、《普濟方》（明·朱棣等著）、《張氏醫通》（清·張璐著）、《蘭臺軌範》（清·徐大椿著）等。

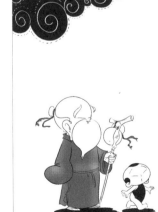

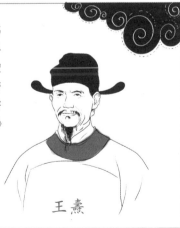

王燾

祖方分類法

　　祖方分類，是將年代較遠的某些方劑作為基礎方劑，用來歸納其他由此衍化而來的同類方劑。代表方書有《祖劑》《張氏醫通》等。這種分類法有利於歸納病機，研究治法共性，但是容易混淆年代的先後，將祖方和衍化方本末倒置。

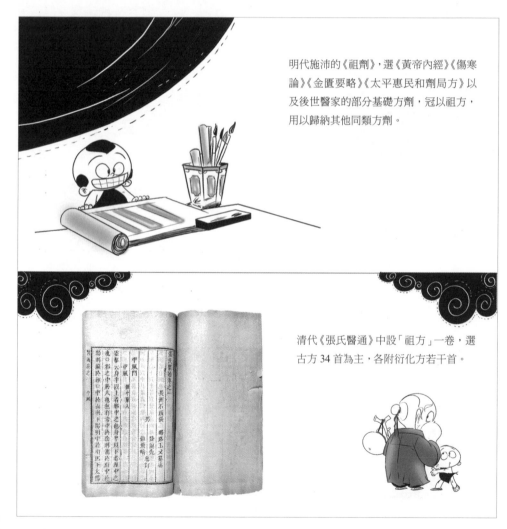

明代施沛的《祖劑》，選《黃帝內經》《傷寒論》《金匱要略》《太平惠民和劑局方》以及後世醫家的部分基礎方劑，冠以祖方，用以歸納其他同類方劑。

清代《張氏醫通》中設「祖方」一卷，選古方 34 首為主，各附衍化方若干首。

功用分類法

　　功用分類法，就是按照方劑的功用進行分類。方劑的功用和它所體現的治法是一致的，所以治法分類法是在早期功用分類的基礎上逐漸發展成熟的。

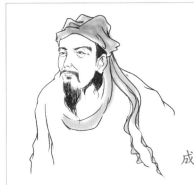

功用分類法始於「十劑」之說。金‧成無己《傷寒明理論》中說：「製方之體，宣、通、補、泄、輕、重、滑、澀、燥、濕十劑是也。」按照方劑的功用對其分類。後代的醫家在十劑分類的基礎上，又有所增益。

成無己

明代名醫張景岳收集散列在各醫書中的古方，按其功用分為八類，稱為「八陣」(類為八陣，曰補、和、攻、散、寒、熱、固、因)，又另列婦人、小兒、痘疹、外科四大門類，作為補充。八陣分類法是對功用分類法的完善和發展。

張景岳

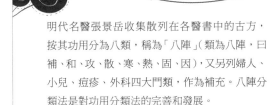

程鍾齡

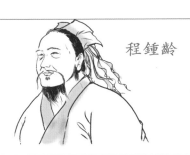

清‧程鍾齡在《醫學心悟》明確提出了「以法統方」的思想，是對治法分類方劑的理論總結。

綜合分類法

綜合分類法的始創者是清代的汪昂。他在《醫方集解》中，遵循以法統方的原則，結合方劑功用和證治病因，兼顧治有專科，將方劑分為補養、發表、湧吐等 22 類。

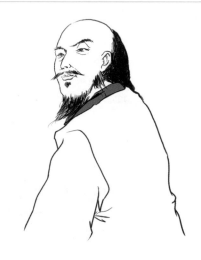

汪昂

汪昂《醫方集解》中分方劑 22 類

補養	發表	湧吐	攻裡	表裡
和解	理氣	理血	祛風	祛寒
清暑	利濕	潤燥	瀉火	除痰
消導	收澀	殺蟲	明目	癰瘍
經產	救急			

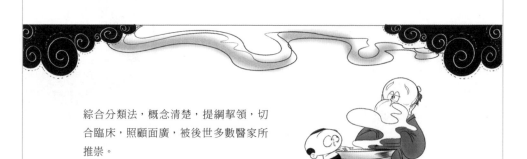

綜合分類法，概念清楚，提綱挈領，切合臨床，照顧面廣，被後世多數醫家所推崇。

方劑的組成

由於單方的藥用效果畢竟有限，因而中醫通常用藥治病多將幾味藥按照一定的原則組合在一起，讓它們共同發揮作用。要組織好一首有效的方劑，要掌握兩個基本功：一要掌握熟練的藥物配伍技巧，二是建立嚴密的組方基本結構。

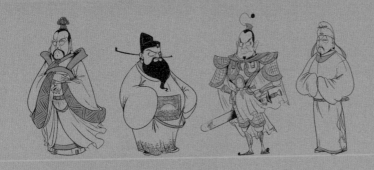

藥與方

　　藥指藥物，方指方劑，也是由藥物組成的，兩者看似一回事，但實際上是有區別的。前者指散在的藥物，後者指按照某種規律和目的有機組合在一起的藥物。一種藥物單用，和與其他藥組成方劑所發揮的效用是不同的。

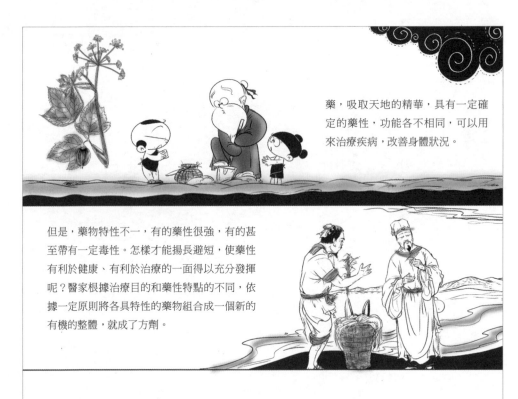

藥，吸取天地的精華，具有一定確定的藥性，功能各不相同，可以用來治療疾病，改善身體狀況。

但是，藥物特性不一，有的藥性很強，有的甚至帶有一定毒性。怎樣才能揚長避短，使藥性有利於健康、有利於治療的一面得以充分發揮呢？醫家根據治療目的和藥性特點的不同，依據一定原則將各具特性的藥物組合成一個新的有機的整體，就成了方劑。

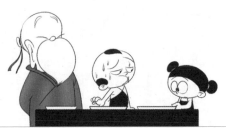

一首成功的方劑中，藥物的特性可能被完全保留，也可能僅保留一些，反正是根據醫生的目的自由選擇，如同優秀的軍事家用兵佈陣一樣，縱橫捭闔，奇妙無窮。

方劑配伍

何謂配伍

其實，上則所説的運用藥物的組合過程，就是所謂的「配伍」。「配」，有組織、搭配之義；「伍」，有隊伍、序列之義。

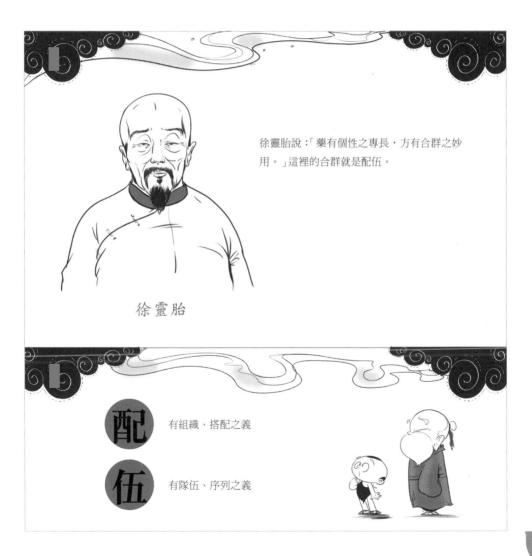

徐靈胎說：「藥有個性之專長，方有合群之妙用。」這裡的合群就是配伍。

徐靈胎

配　　有組織、搭配之義

伍　　有隊伍、序列之義

方劑的組成

83

方劑配伍

配伍目的

　　運用配伍方法遣藥組方，有兩個最基本的目的：一為增加藥效；二為減輕藥的毒性作用。也就是説，揚長避短，充分發揮藥物對治療有利的因素，抑制、減少甚至消除其對人體有弊的因素。方劑配伍的目的可具體分為五個方面。

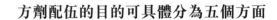

方劑配伍的目的可具體分為五個方面

增強藥力；產生協同作用；控制藥性的發揮方向；

擴大治療範圍，適應複雜病情；控制毒性作用。

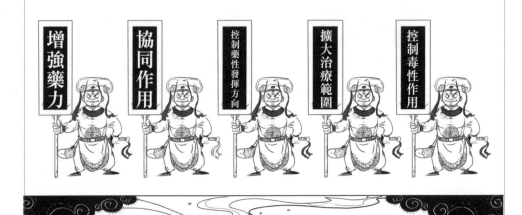

運用配伍方法遣藥組方，揚長避短，充分發揮藥物對治療有利的因素，抑制、減少甚至消除其對人體有弊的因素。

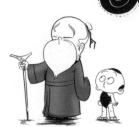

方劑配伍

配伍目的——增強藥力

功用相近的藥物配伍使用，能增強治療作用。

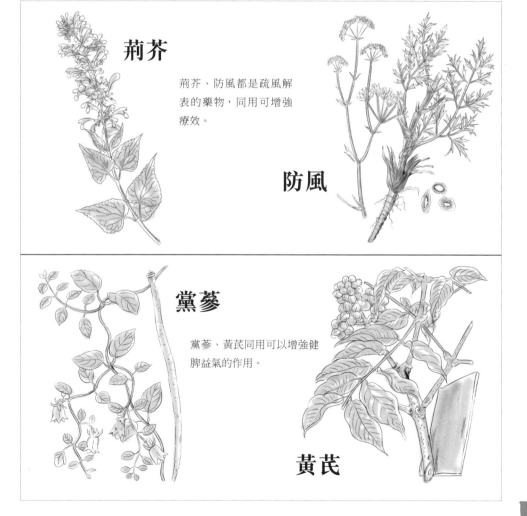

荊芥

荊芥、防風都是疏風解
表的藥物，同用可增強
療效。

防風

黨蔘

黨蔘、黃芪同用可以增強健
脾益氣的作用。

黃芪

方劑的組成

85

配伍目的——產生協同作用

　　藥物的藥性各異，不同藥物的藥性之間可能是互相需求的關係，一種藥物的某種藥性恰恰需要與另種藥物某種藥性相結合，協同作戰，才能達到更好的治療效果。

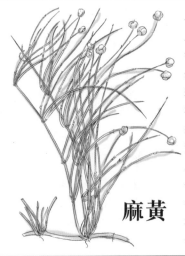
麻黃

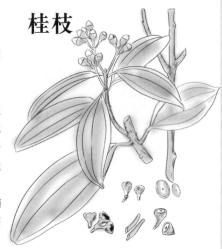
桂枝

單用麻黃發汗，只能起到開腠*發汗的作用，如果加上有透營達衛作用的桂枝解肌發表，溫通經脈，既助麻黃解表，使發汗之力倍增，又能使疼痛的症狀得以緩解。兩藥相互配合，提高發表的療效。

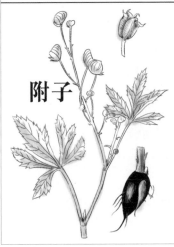
附子

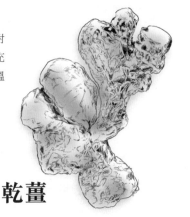
乾薑

「附子無薑不熱」。附子與乾薑相配才能充分發揮其熱性，提高溫陽祛寒作用。

＊腠：皮膚的紋理。

方劑配伍

配伍目的——控制藥性的發揮方向

　　一味中藥的功用往往不是單一的，使其發揮哪種功用，往往受組方中包括配伍環境在內的許多因素所控制。

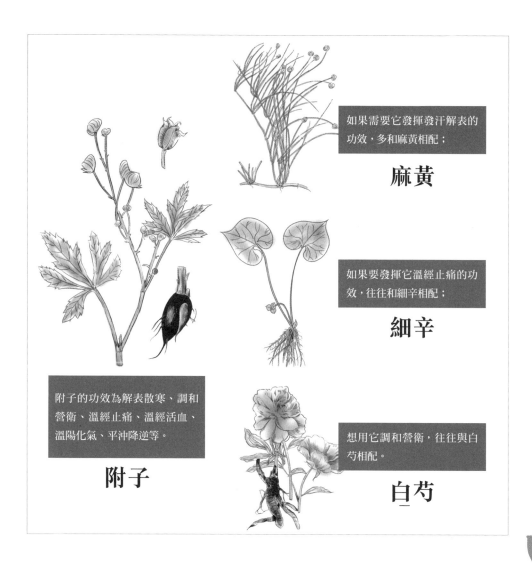

如果需要它發揮發汗解表的功效，多和麻黃相配；

麻黃

如果要發揮它溫經止痛的功效，往往和細辛相配；

細辛

附子的功效為解表散寒、調和營衛、溫經止痛、溫經活血、溫陽化氣、平沖降逆等。

附子

想用它調和營衛，往往與白芍相配。

白芍

配伍目的——擴大治療範圍，適應複雜病情

　　在方劑長期發展積累的過程中，產生了許多針對基礎病機的基礎方劑，如麻黃湯、四君子湯、二陳湯、平胃散等。在治時，醫生會根據病證的實際情況隨證配伍，使這些基礎方劑不斷擴大治療範圍。

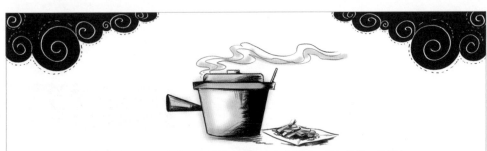

四君子湯的主要功效為益氣健脾，是主治食少便溏、面色萎黃、聲低息
短、倦怠乏力、脈來虛軟等脾胃氣虛證的基礎方。

如果患者是由於脾虛無法運化水濕，而使水濕運行不暢，阻滯氣機流動，導致胸脘痞悶不舒，就可以配伍陳皮，此方就是後來的異功散（益氣健脾、行氣化滯）。

如果是因脾虛而使痰濕停滯，出現噁心嘔吐、胸脘痞悶、咳嗽痰多稀白，就再配伍半夏，這就是著名的六君子湯（健脾氣，化痰濕）。

如果因脾胃氣虛，痰阻氣滯的情況很嚴重，從而出現了納呆、噯氣、脘腹脹滿或疼痛、嘔吐泄瀉等，就可以配伍木香、砂仁，也就是香砂六君子湯（益氣健脾，行氣化痰）。

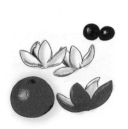 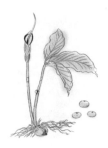 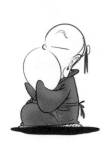

配伍目的——控制毒性作用

　　是藥都有三分毒。人們最初使用藥物時，無法控制藥的毒性，用藥存在著很大的危險。隨著中醫學的發展和用藥經驗的積累，更因方劑學的發展，人們逐漸掌握了控制藥物毒性作用的方法，使藥物的積極作用得到充分發揮，這都與方劑中運用配伍方法的成果是密不可分的。

上古時期，人們無法控制藥物的毒性，用藥是件非常危險的事，因而古代中藥也被統稱為「毒藥」。「神農嘗百草，一日而遇七十毒」的傳說，就是很好的證明。

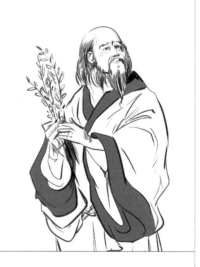
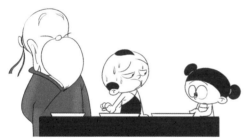

隨著醫學，尤其是方劑學的不斷發展，人們可以通過配伍來控制，甚至消除藥物的毒性，並能充分地發揮藥物的有益作用了。西漢後期，人們不再稱中藥為「毒藥」，而是稱為「本草」了。

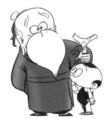

方劑的組成

89

配伍目的——控制毒性作用

通過配伍控制藥物的毒性作用，主要表現在「七情」中「相殺」與「相畏」的關係上。相殺與相畏，是同一配伍關係的兩種提法，是指一種藥物能減輕或消除另一種藥物的毒性作用。例如，砂仁能減輕熟地黃滋膩＊礙脾的不良反應。

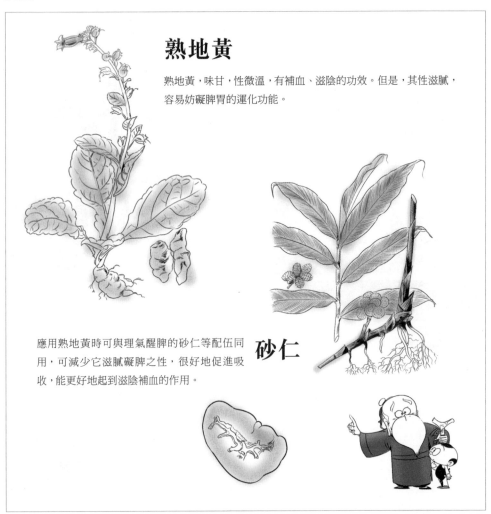

熟地黃

熟地黃，味甘，性微溫，有補血、滋陰的功效。但是，其性滋膩，容易妨礙脾胃的運化功能。

應用熟地黃時可與理氣醒脾的砂仁等配伍同用，可減少它滋膩礙脾之性，很好地促進吸收，能更好地起到滋陰補血的作用。

砂仁

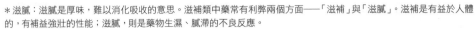

＊滋膩：滋膩是厚味，難以消化吸收的意思。滋補類中藥常有利弊兩個方面——「滋補」與「滋膩」。滋補是有益於人體的，有補益強壯的性能；滋膩，則是藥物生濕、膩滯的不良反應。

方劑配伍

配伍目的——控制毒性作用

　　功用相近的多味藥物同用，可以減少單味藥物的用量，而多味藥物間，不良反應的發揮方向總不大一致。根據同性毒力共振、異性毒力相制的原理，便可在保障治療效果的基礎上最大限度地控制和減輕毒性作用。

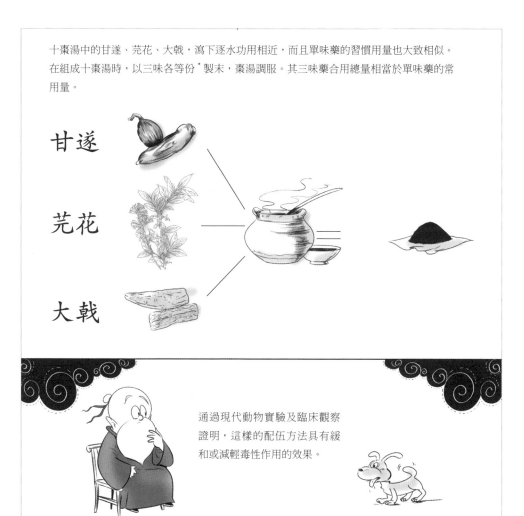

十棗湯中的甘遂、芫花、大戟，瀉下逐水功用相近，而且單味藥的習慣用量也大致相似。在組成十棗湯時，以三味各等份*製末，棗湯調服。其三味藥合用總量相當於單味藥的常用量。

甘遂

芫花

大戟

通過現代動物實驗及臨床觀察證明，這樣的配伍方法具有緩和或減輕毒性作用的效果。

方劑的組成

*古方中的「等份」，不是指重量，而是指各藥斤兩多少皆相等，大都用於丸、散劑，在湯、酒劑中較少應用。

方劑的基本結構

　　確定一首方劑，只做到審明病因，選擇合適的藥物，做好配伍是不夠的，還要考慮到群藥當中，甚麼藥為主，甚麼藥為次，藥與藥之間應該處於甚麼樣的關係之中。這就涉及組方的基本結構——君、臣、佐、使的組方形式。

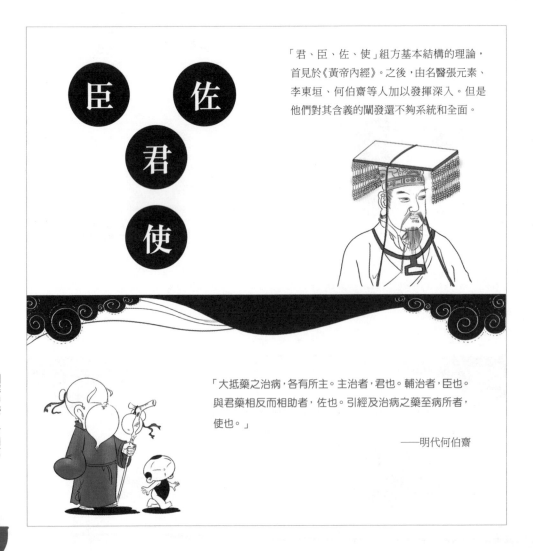

「君、臣、佐、使」組方基本結構的理論，首見於《黃帝內經》。之後，由名醫張元素、李東垣、何伯齋等人加以發揮深入。但是他們對其含義的闡發還不夠系統和全面。

「大抵藥之治病，各有所主。主治者，君也。輔治者，臣也。與君藥相反而相助者，佐也。引經及治病之藥至病所者，使也。」

——明代何伯齋

何謂君臣佐使

中藥方劑學中，以封建等級制度中的君主、臣子、僚佐、使者等四種人所承擔的職責，來比喻中藥處方中各味藥所起的不同作用。君臣佐使是從多元用藥的角度，論述各藥在方中的地位及配伍後的性效變化規律，概括了中醫遣藥組方的原則，是七情配伍的進一步發展。

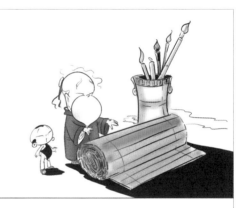

君、臣、佐、使的組方基本結構理論，最早見於《黃帝內經·素問·至真要大論》。
「主病之為君，佐君之為臣，應臣之為使。」

意思是，在一首處方中，治病的主力是君藥，輔助君藥提高治療效果的藥物是臣藥，起到協調引領作用的是使藥。

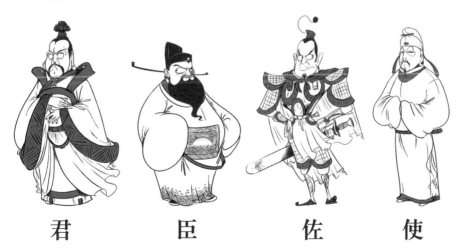

| 君 | 臣 | 佐 | 使 |

中藥的君臣佐使

君藥

在一首方劑中，君藥是首藥，是方劑組成中的核心部分。君藥是針對病症的主病因或主證而設定的，可按具體情況採用一味或幾味。通常，君藥藥力強效，藥味較少，用量較大。

例如，名方《麻黃湯》中，有麻黃、桂枝、杏仁、炙甘草四味藥。此方主治的病證是外感風寒，肺氣失宣（肺氣宣發失調）。在這幾味藥中，麻黃，苦辛性溫，歸肺與膀胱經，善開腠發汗，祛除在肌表的風寒，又宣肺平喘，宣發肺氣，所以在此方中以它為主藥，即君藥。

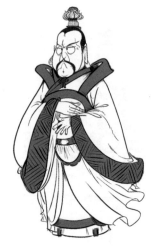

君藥　麻黃

中藥的君臣佐使

臣藥

　　臣藥，又稱輔藥，它有兩種意義，一是輔助君藥加強治療主病的作用，二是對兼病或兼證起主要治療作用。在藥力上，臣藥小於君藥。

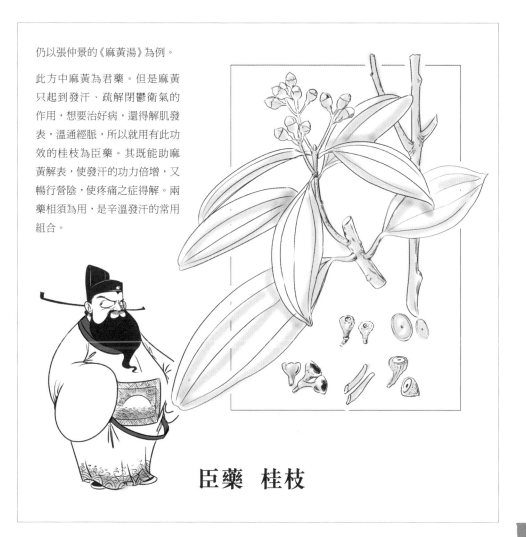

仍以張仲景的《麻黃湯》為例。

此方中麻黃為君藥。但是麻黃只起到發汗、疏解閉鬱衛氣的作用，想要治好病，還得解肌發表，溫通經脈，所以就用有此功效的桂枝為臣藥。其既能助麻黃解表，使發汗的功力倍增，又暢行營陰，使疼痛之症得解。兩藥相須為用，是辛溫發汗的常用組合。

臣藥　桂枝

中藥的君臣佐使

佐藥

　　佐藥，輔助君臣起治療作用的藥物。作用一是佐助藥，即協助君藥、臣藥加強治療作用，或是其直接治療次要的兼證。作用二是佐製藥，這種適用於君藥、臣藥有毒性或藥性太偏時，它用於消除、減緩君、臣藥的毒性及烈性。

仍以《麻黃湯》為例。

有了麻黃和桂枝，一君一臣兩藥的配合，可以達到解表、發汗、暢行營陰、宣發肺氣，減輕疼痛的作用。但是，還需要杏仁的輔助。杏仁是降利肺氣的藥，與麻黃配伍，一宣一降，可使肺氣的宣發和肅降自然如常，並加強宣肺平喘的效果。這裡的杏仁就是佐藥。

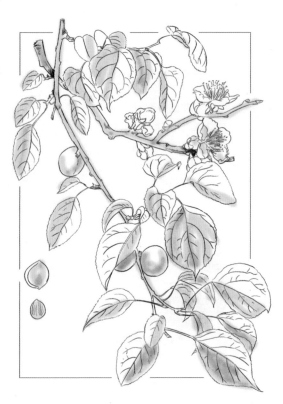

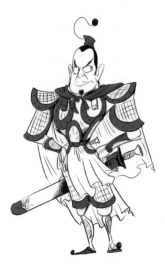

佐藥 杏仁

中藥的君臣佐使

使藥

　　使藥，俗稱「藥引子」，是起引經或調和作用的藥物。使藥可以引導藥力直達病患處，或者對各味藥進行調和，猶如古代各國配的使者，負責國與國信息的溝通與關係的協調。

仍以《麻黃湯》為例。

有了君藥、臣藥、佐藥，再加上一味炙甘草能起到甚麼作用呢？

炙甘草既能調和麻黃、杏仁之宣降，又能緩和麻黃、桂枝之間的藥性衝突，使出汗情況不致過猛而耗傷正氣，它既是使藥也兼佐藥的功用。

這四味藥配伍，表寒得散，營衛得通，肺氣得宣，則諸症可癒。

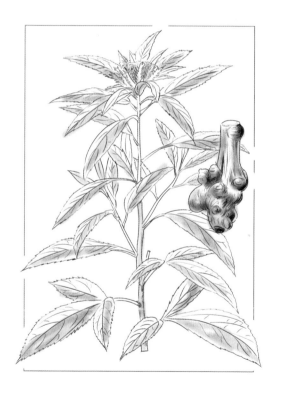

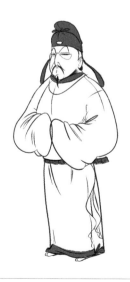

使藥 甘草

如何安排君臣佐使的關係

　　遣方用藥主要以藥物在方中所起作用的主次地位為依據。君藥意義單一，必不可少，佔主要地位。臣、佐、使藥都具兩種或兩種以上意義，組方時，不一定全部出現，應當視具體病情、治療要求和所選藥物的功用而定。

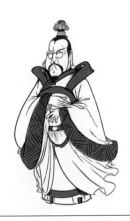

君藥

俗話說：「國不可一日無君。」方劑中的君藥也是不可缺少的。一般來說，君藥的藥味較少，而且不論是甚麼藥，在作為君藥時，用量比作為臣、佐、使藥應用時都要大。

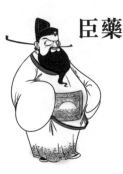

臣藥

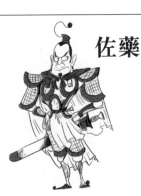

佐藥

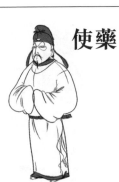

使藥

臣、佐、使等藥都具備兩種或兩種以上的意義，在遣方用藥時，不一定每種意義的臣佐使藥都必須具備，也不一定每味藥只任一職。不能拘泥於某種模式，應當靈活運用。

　　成方是固定不變的，但患者的病情是千變萬化的，好中醫看病，絕對不會墨守成方，而是會根據患者的體質狀況、年齡長幼、四時氣候、環境差異以及病情變化而靈活加減，做到「師其法而不泥其方，師其方而不泥其藥。」

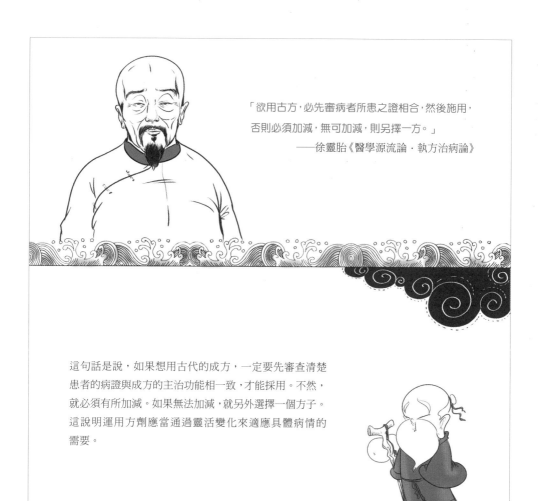

「欲用古方，必先審病者所患之證相合，然後施用，否則必須加減，無可加減，則另擇一方。」

——徐靈胎《醫學源流論・執方治病論》

這句話是說，如果想用古代的成方，一定要先審查清楚患者的病證與成方的主治功能相一致，才能採用。不然，就必須有所加減。如果無法加減，就另外選擇一個方子。這說明運用方劑應當通過靈活變化來適應具體病情的需要。

方劑的變化

藥味加減

　　一首方劑中，藥物增加或減少，都會使方劑各藥之間的配伍關係發生變化，也會導致方劑功用發生改變。這種變化最多用於臨床選用成方，其目的是使之更加適合變化了的病情需要。

注意：這裡所指的藥味增減變化，是「隨症加減」，是指在主病、主證、基本病機、君藥不變的前提下，改變方中的次要藥物，以適應變化了的病情需要。

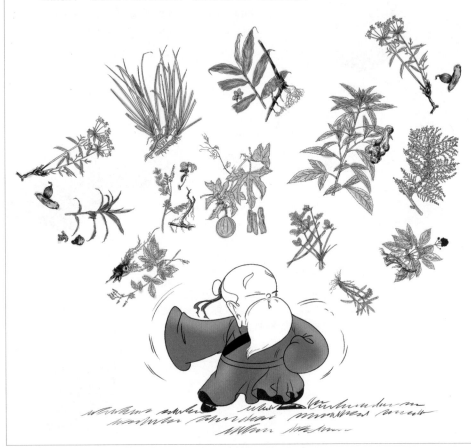

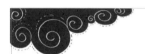

方劑的變化

藥味加減——舉例

張仲景《傷寒論》的「桂枝湯」，主要治療外感風寒表虛證，以它為基礎方，在主病（太陽中風）、主證（惡風、發熱、自汗）、君藥（桂枝）不變的前提下，改變方中的次要藥物（臣、佐等），可以衍化成適合治療兼有病證的其他方劑。

基礎方：桂枝湯

（出自《傷寒論》）

組成：桂枝、白芍、生薑、大棗、甘草。

功效：解肌發表、調和營衛。

功能主治：外感風寒表虛證，見有頭痛發熱、汗出惡風、脈浮緩或浮弱、舌苔薄白等症。

| 兼有宿疾喘息 | 因風邪阻滯太陽經脈，以致津液不能敷佈，經脈失去濡養，而見項背拘急者 |

加入厚樸以下氣除滿、杏仁降逆平喘

加葛根解肌舒筋

| 桂枝加厚樸杏子湯 | 桂枝加葛根湯 |

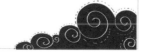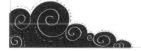

藥量增減

　　藥物的用量是決定藥力大小的重要因素，某些方劑中藥物用量比例的變化還會改變方劑的配伍關係，從而也可能改變此方的功用和主治證候的主要方面，例如小承氣湯和厚樸三物湯。

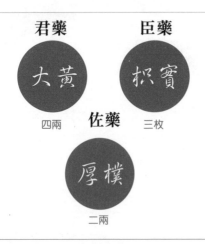

小承氣湯：大黃、枳實、厚樸。大黃四兩為君，枳實三枚為臣，厚樸二兩為佐。

小承氣湯主治陽明腑實證，病機側重於熱與實在胃腸互結，治法上應是輕下熱結，所以以大黃為君藥，用量較多。

厚樸三物湯：大黃、枳實、厚樸。厚樸八兩為君，枳實五枚為臣，大黃四兩為佐。

厚樸三物湯主治大便秘結、腹滿而痛，病機側重於氣閉不通，治法應是下氣通便，所以厚樸用量最多，為君藥。大黃的用量雖也是四兩，但是已為佐藥。兩方的功能和主治都不一樣了。

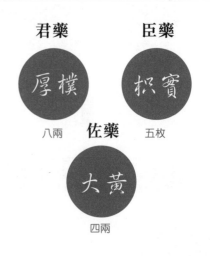

方劑的變化

劑型變化

　　中藥製劑的種類比較豐富，各有所長，劑型不同，在功用上也不一樣。湯劑的藥效要比丸劑迅速。

同是治療脾胃虛寒的方劑

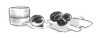

理中丸：藥力釋放得比較緩慢，適合於病情不太嚴重或發展緩慢的人。

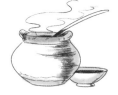

理中湯：作用快而力峻，適用於病情較急而且嚴重的人。

劑型的更換，有時也能改變方劑的功效和主治。

《金匱要略》的桂枝茯苓丸，原治療瘀阻胞宮證，功能活血祛瘀，緩消癥塊。

《濟陰綱目》將本方改為湯劑，易名催生湯，改用於產婦臨產，見腹痛、腰痛而胞漿已下時服，有催生之功。

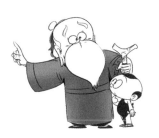

方藥的劑型

確定了治法，選擇好藥物，確定了藥味和用量，也就是開了方子，還要根據病情和患者的特點，將藥物製成一定的形態。方劑的劑型歷史久遠，早在《黃帝內經》中就有湯、丸、散、膏、酒、丹等劑型，而到了明代的《本草綱目》已記載了四十餘種劑型。

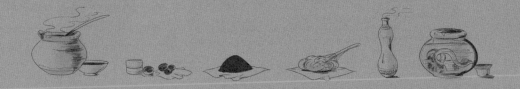

　　劑型，就是在方劑組成以後，根據病情與藥物的特點製成一定的形態。常見的劑型有湯、丸、散、膏、酒、丹等。現在，人們又研製出了許多新劑型，如片劑、沖劑、注射劑、膠囊劑、灸劑、熨劑、灌腸劑、搽劑、氣霧劑等。

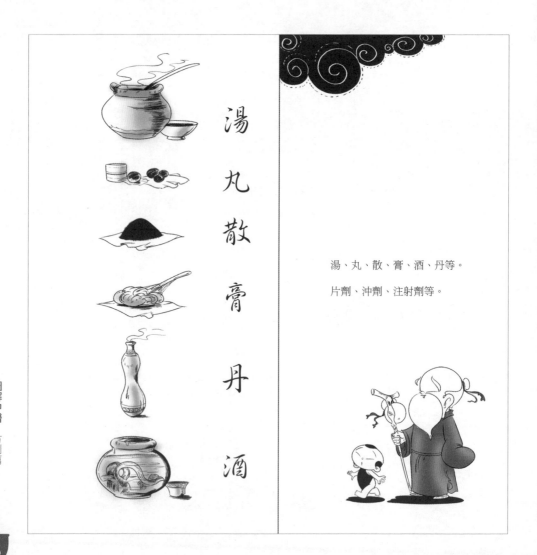

湯丸散膏丹酒

湯、丸、散、膏、酒、丹等。

片劑、沖劑、注射劑等。

湯劑

　　湯劑，古稱湯液，是將藥物飲片加水或酒浸泡後，再煎煮一定時間，去渣取汁，製成的液體劑型。其主要供內服，如桂枝湯、四物湯等。外用的多作洗浴、熏蒸及含漱用。

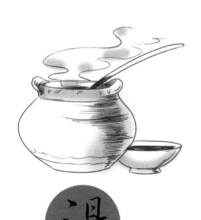

湯劑優點：吸收快，藥效發揮迅速；可以根據病情隨證加減，能較全面、靈活地照顧到患者的實際情況和疾病不同階段的特點。

適用：病證較重或病情不穩定的患者。

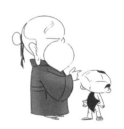

不足：服用量大，某些藥物的有效成分不易煎出或易揮發散失；不適於大生產，不便於攜帶。

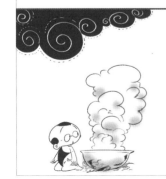

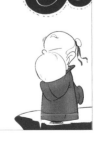

散劑

　　散劑，是將藥物粉碎，混合均勻，製成粉末狀製劑。散劑可分為內服和外用兩類。內服散劑一般是研成細粉，以溫開水沖服，量小者亦可直接吞服，如七釐散；亦有製成粗末，以水煎取汁服者，稱為煮散，如銀翹散。

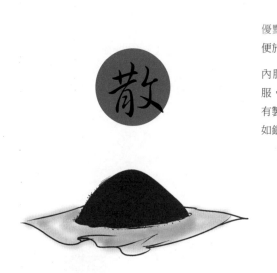

優點：製作簡便，吸收較快，節省藥材，便於服用及攜帶。

內服散劑一般是研成細粉，以溫開水沖服，量小者亦可直接吞服，如七釐散；亦有製成粗末，以水煎取汁服者，稱為煮散，如銀翹散。

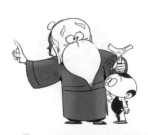

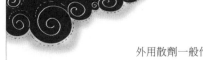

外用散劑一般作為外敷，摻散瘡面或患病部位，如金黃散、生肌散；亦有作點眼、吹喉等用，如八寶眼藥、冰硼散等。應研成極細粉末，以防刺激創面。

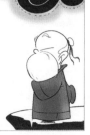

丸劑

丸劑，是將藥物研成細粉或藥材提取物，加適宜的黏合劑製成球形的固體劑型。丸劑常見的劑型有蜜丸、水丸、糊丸、濃縮丸等，其他有蠟丸、水蜜丸、微丸、滴丸等。

優點：丸劑與湯劑相比，吸收較慢，藥效持久，節省藥材，便於服用與攜帶。

丸劑比湯劑更適用於慢性、虛弱性疾病，如六味地黃丸等。

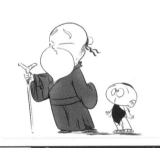

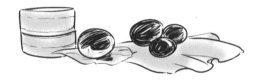

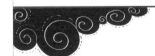

也有藥性比較峻猛的丸劑，多為芳香類藥物與劇毒藥物，不宜作湯劑煎服，如安宮牛黃丸、舟車丸等。

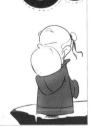

方藥的劑型

丸劑——蜜丸

　　蜜丸，將藥物細粉用煉製的蜂蜜為黏合劑製成的丸劑，分為大蜜丸和小蜜丸兩種。

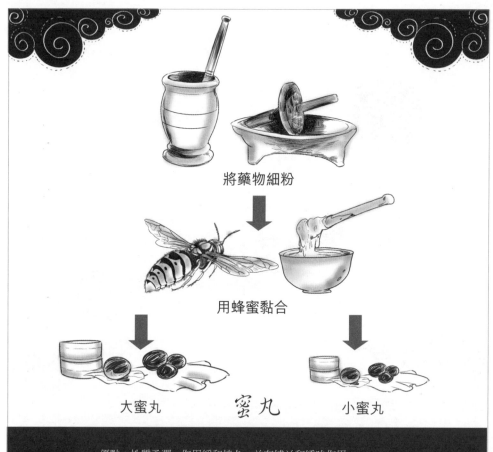

將藥物細粉

用蜂蜜黏合

大蜜丸　　　　蜜丸　　　　小蜜丸

優點：性質柔潤，作用緩和持久，並有補益和矯味作用。

功用：常用於治療慢性病和虛弱性疾病，需要長期服用。

丸劑——水丸

　　水丸，俗稱水泛丸，是將藥物細粉用水（冷開水或蒸餾水）或酒、醋、蜜水、藥汁等為黏合劑製成的小丸。

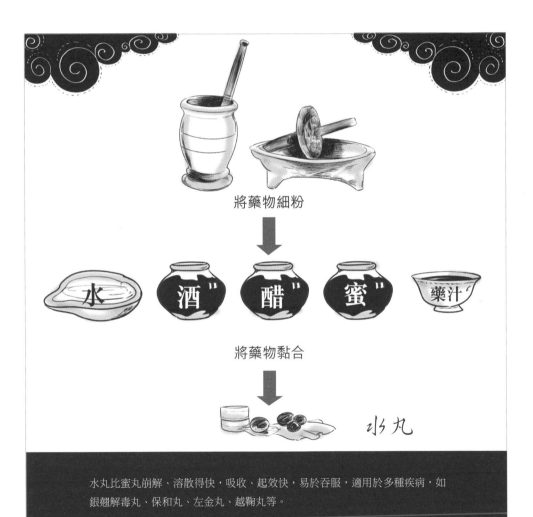

將藥物細粉

水　酒"　醋"　蜜"　藥汁"

將藥物黏合

水丸

水丸比蜜丸崩解、溶散得快，吸收、起效快，易於吞服，適用於多種疾病，如銀翹解毒丸、保和丸、左金丸、越鞠丸等。

何謂劑型

丸劑——糊丸

糊丸，是將藥物細粉用米糊、麵糊、麴糊等為黏合劑製成的小丸。

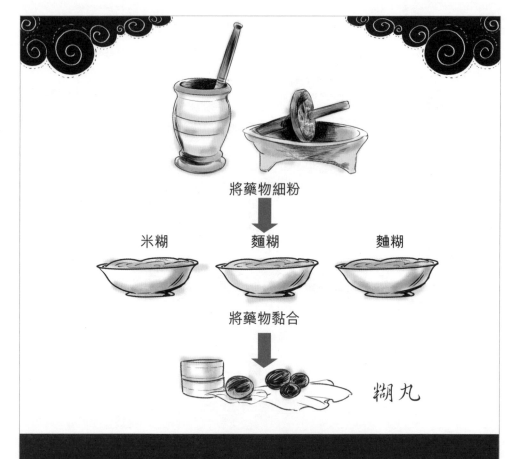

將藥物細粉

米糊　　　　麵糊　　　　麴糊

將藥物黏合

糊丸

特點：糊丸黏合力強，質地堅硬，崩解、溶散遲緩，內服可延長藥效，減輕劇毒藥的不良反應和對胃腸的刺激，如舟車丸、黑錫丹等。

丸劑——濃縮丸

　　濃縮丸，是將藥物或方中部分藥物煎汁濃縮成膏，再與其他藥物細粉混合乾燥、粉碎，用水、蜂蜜或藥汁製成的丸劑。

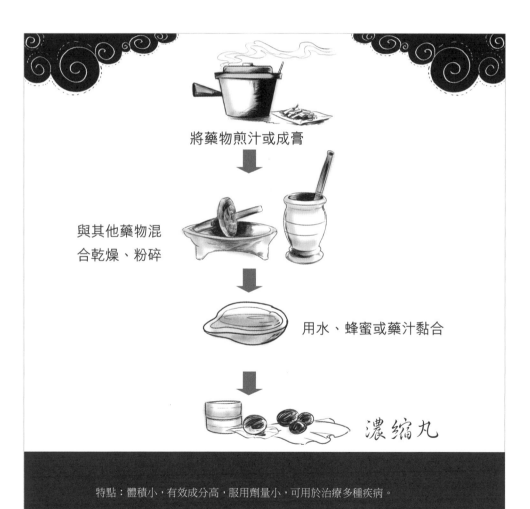

將藥物煎汁或成膏

與其他藥物混合乾燥、粉碎

用水、蜂蜜或藥汁黏合

濃縮丸

特點：體積小，有效成分高，服用劑量小，可用於治療多種疾病。

何謂劑型

膏劑

　　膏劑,是將藥物用水或植物油煎熬去渣製成的劑型,分內服和外用兩種。內服膏劑有流浸膏、浸膏、煎膏 3 種;外用膏劑分軟膏、硬膏兩種。其中流浸膏與浸膏多數用於調配其他製劑使用,如合劑、糖漿劑、沖劑、片劑等。

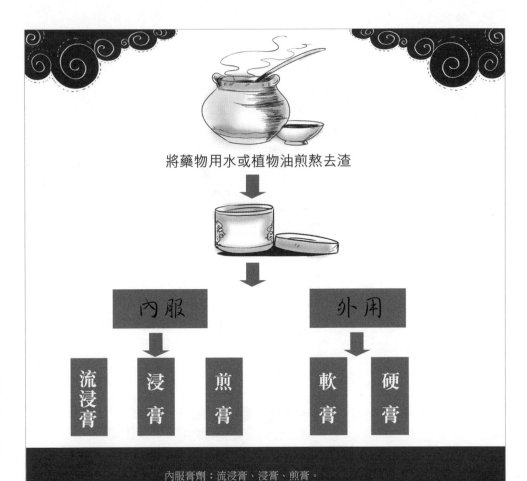

將藥物用水或植物油煎熬去渣

內服 → 流浸膏 浸膏 煎膏

外用 → 軟膏 硬膏

內服膏劑:流浸膏、浸膏、煎膏。

外用膏劑:軟膏、硬膏。

圖解中醫　方劑篇

114

何謂劑型

膏劑——煎膏

　　煎膏，又稱膏滋，是將藥物加水反複煎煮，去渣濃縮後，加煉蜜或煉糖製成的半液體劑型。

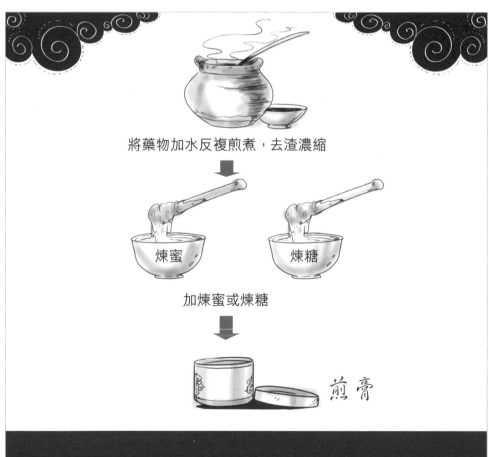

將藥物加水反複煎煮，去渣濃縮

煉蜜　　煉糖

加煉蜜或煉糖

煎膏

特點：體積小、含量高、便於服用、口味甜美、有滋潤補益作用，一般用於慢性虛弱性患者，有利於較長時間用藥，如鹿胎膏、八珍益母膏等。

方藥的劑型

115

膏劑──軟膏

軟膏，又稱藥膏，是將藥物細粉與適宜的基質製成具有適當稠度的半固體外用製劑。其中用乳劑型基質的亦稱乳膏劑，多用於皮膚、黏膜或瘡面。

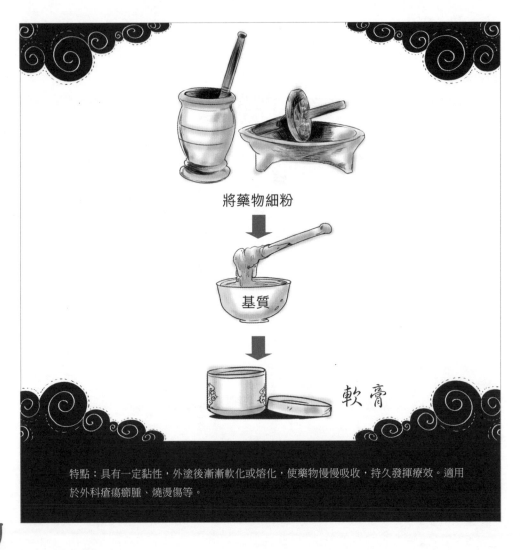

將藥物細粉

基質

軟膏

特點：具有一定黏性，外塗後漸漸軟化或熔化，使藥物慢慢吸收，持久發揮療效。適用於外科瘡瘍癰腫、燒燙傷等。

何謂劑型

膏劑──硬膏

　　硬膏，又稱膏藥（古稱薄貼），是用植物油將藥物煎至一定程度，去渣，煎至滴水成珠，加入黃丹等攪勻，冷卻製成的硬膏。

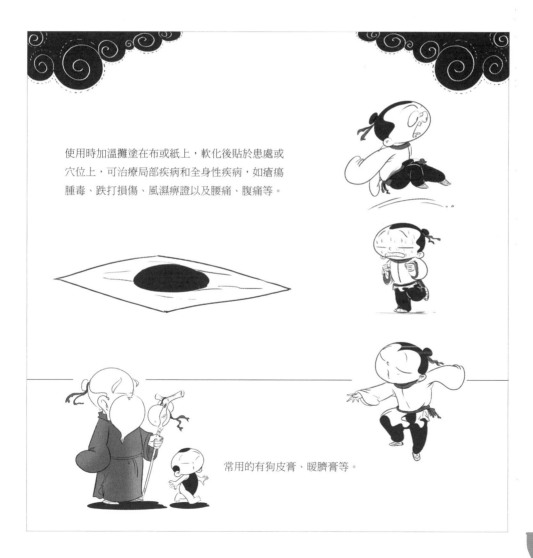

使用時加溫攤塗在布或紙上，軟化後貼於患處或穴位上，可治療局部疾病和全身性疾病，如瘡瘍腫毒、跌打損傷、風濕痹證以及腰痛、腹痛等。

常用的有狗皮膏、暖臍膏等。

方藥的劑型

117

酒劑

　　酒劑，又稱藥酒，古稱酒醴。它是將藥物用白酒或黃酒浸泡，或加溫隔水燉煮，去渣取液，供內服或外用。

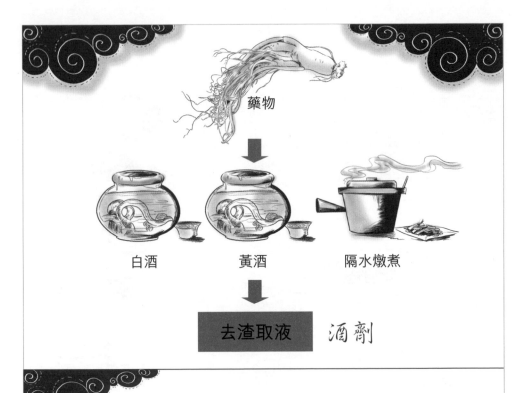

藥物

白酒　　　　黃酒　　　　隔水燉煮

去渣取液　　酒劑

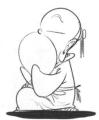

酒有活血通絡、易於發散和助長藥效的特性，常用在祛風通絡和補益劑中，如風濕藥酒、蔘茸藥酒、五加皮酒等。外用酒劑還可以祛風活血、止痛消腫。

何謂劑型

丹劑

　　丹劑不是一種固定的劑型，可分內服和外用兩種。內服丹劑有丸劑，也有散劑，人們習慣上將一些貴重或療效顯著的藥劑叫做丹，如至寶丹；外用丹劑多指將某些礦物類藥物經高溫燒煉製成的不同結晶形狀製品，如紅升丹。

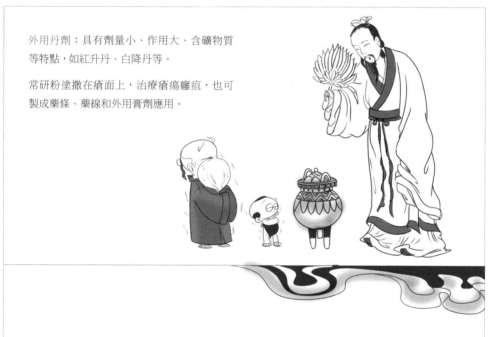

外用丹劑：具有劑量小、作用大、含礦物質等特點，如紅升丹、白降丹等。

常研粉塗撒在瘡面上，治療瘡瘍癰疽，也可製成藥條、藥線和外用膏劑應用。

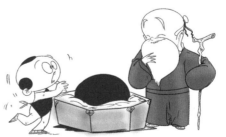

內服丹劑：古人習慣上將一些較貴重或有特殊功效的藥物劑型叫作丹，如至寶丹、紫雪丹等。

方藥的劑型

茶劑

　　茶劑是一種傳統劑型,是將藥物經粉碎加工而製成的粗末狀製品,或加入適宜黏合劑製成的方塊狀製劑。使用茶劑時用沸水泡汁或煎汁,可不定時飲用。

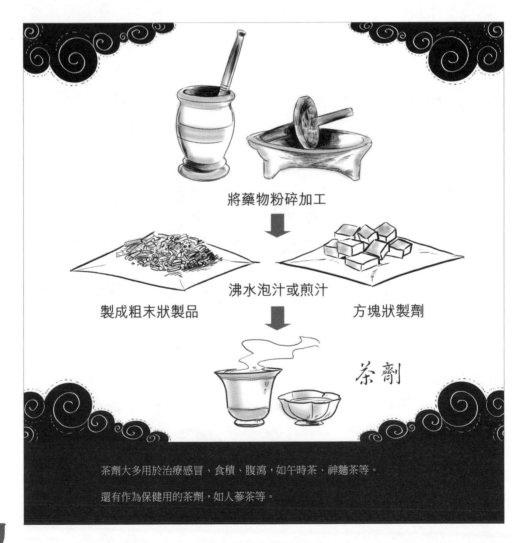

將藥物粉碎加工

製成粗末狀製品　　沸水泡汁或煎汁　　方塊狀製劑

茶劑

茶劑大多用於治療感冒、食積、腹瀉,如午時茶、神麴茶等。

還有作為保健用的茶劑,如人蔘茶等。

露劑

　　露劑，也稱藥露，多用新鮮含有揮發性成分的藥物，用蒸餾法製成的芳香氣味的澄明水溶液。露劑一般作為飲料及清涼解暑劑。

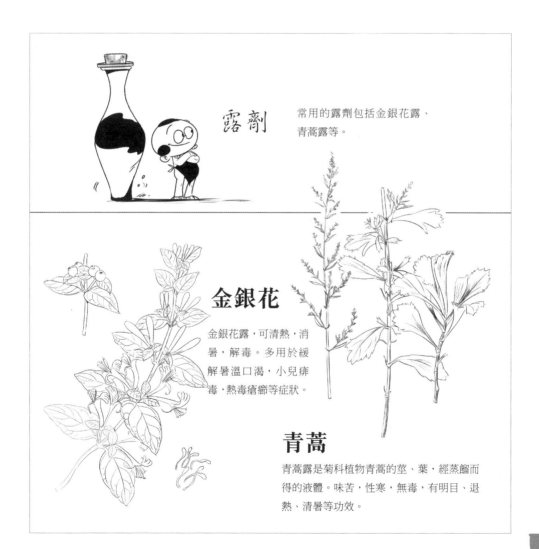

常用的露劑包括金銀花露、青蒿露等。

金銀花

金銀花露，可清熱，消暑，解毒。多用於緩解暑溫口渴，小兒痱毒，熱毒瘡癤等症狀。

青蒿

青蒿露是菊科植物青蒿的莖、葉，經蒸餾而得的液體。味苦，性寒，無毒，有明目、退熱、清暑等功效。

方藥的劑型

121

錠劑

錠劑，是將藥物研成細粉，或加適當的黏合劑製成規定形狀的固體劑型，有紡錘形、圓柱形、條形等，可供外用與內服。內服，取研末調服或磨汁服；外用，則磨汁塗患處。

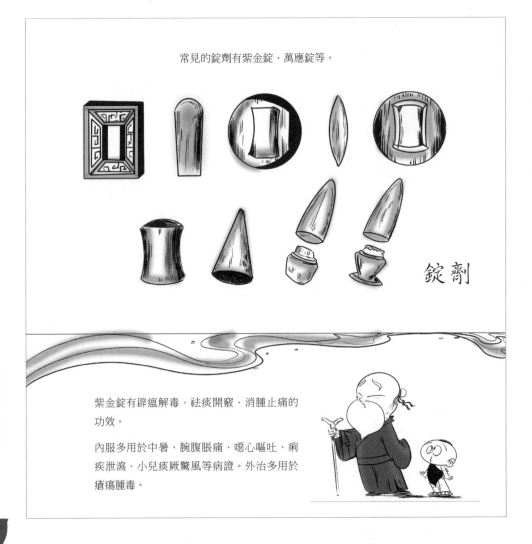

常見的錠劑有紫金錠、萬應錠等。

錠劑

紫金錠有辟瘟解毒、祛痰開竅、消腫止痛的功效。

內服多用於中暑、脘腹脹痛、噁心嘔吐、痢疾泄瀉、小兒痰厥驚風等病證。外治多用於瘡瘍腫毒。

何謂劑型

條劑

　　條劑，也稱藥撚，是將藥物細粉用桑皮紙黏藥後搓撚成細條，或將桑皮紙撚成細條再黏著藥粉而成。用時插入瘡口或瘻管內，能化腐拔毒、生肌收口，常用的有紅升丹藥條等。

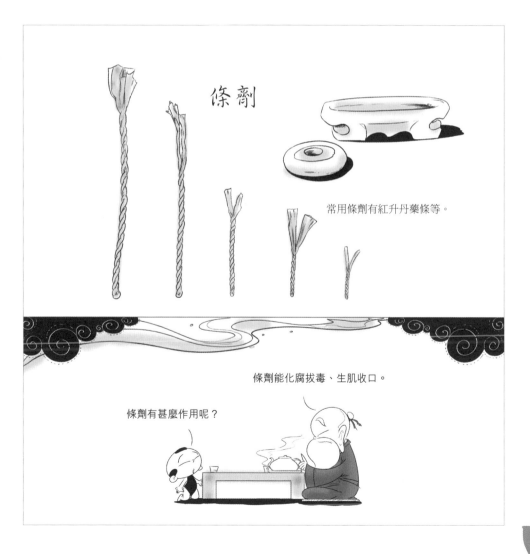

條劑

常用條劑有紅升丹藥條等。

條劑能化腐拔毒、生肌收口。

條劑有甚麼作用呢？

線劑

　　線劑，也稱藥線，是將絲線或棉線置於藥液中浸煮，經乾燥製成的外用製劑。用於治療瘻管、痔或贅生物，通過所含藥物的輕度腐蝕作用和藥線的機械緊紮作用，使其引流通暢或萎縮、脫落。

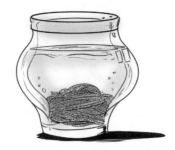

線劑

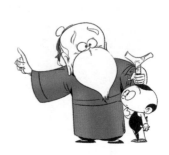

將絲線或棉線置於藥液中浸煮，經乾燥製成的外用製劑。

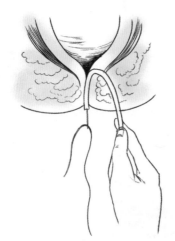

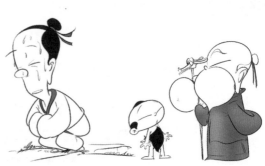

用於治療瘻管、痔或贅生物，通過所含藥物的輕度腐蝕作用和藥線的機械緊紮作用，使其引流通暢或萎縮、脫落。

何謂劑型

栓劑

　　栓劑，古稱坐藥或塞藥，是將藥物細粉與基質混合製成一定形狀的固體製劑，用於腔道並在其間融化或溶解而釋放藥物，有殺蟲止癢、潤滑、收斂等作用。

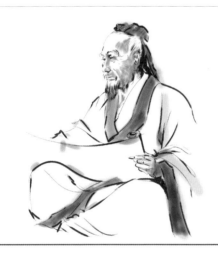

《傷寒雜病論》中曾有蛇床子散坐藥及蜜煎導法，即最早的陰道栓與肛門栓。近年來栓劑發展較快，可用於治療全身性疾病。

特點：通過直腸 (也有用於陰道) 黏膜吸收，減少藥物對肝的毒性作用，還可以避免胃腸液對藥物的影響及藥物對胃黏膜的刺激作用。

嬰幼兒直腸給藥尤為方便，常用的有小兒解熱栓、消痔栓等。

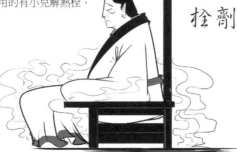
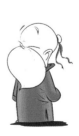

栓劑

沖劑

　　沖劑，沖劑是將藥材提取物加適量賦形劑或部分藥物細粉製成的乾燥顆粒狀或塊狀製劑，用時以開水沖服。

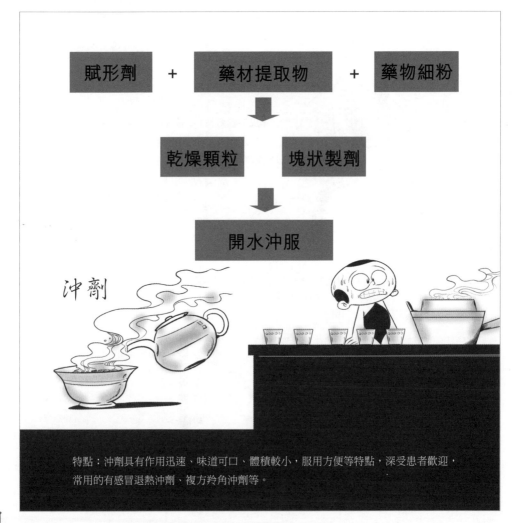

特點：沖劑具有作用迅速、味道可口、體積較小，服用方便等特點，深受患者歡迎，常用的有感冒退熱沖劑、複方羚角沖劑等。

片劑

片劑，是將藥物細粉或藥材提取物與輔料混合壓製而成的片狀製劑。片劑具有用量準確、體積小等特點。

中藥片劑按原料和製法分類

名　稱	類　型	代表藥物
半浸膏片	是將處方中部分藥材用適宜的溶劑和方法提取製得浸膏，與剩餘藥材細粉加適宜的賦型劑混勻製成的片劑	銀翹解毒片
全浸膏片	是將全部藥材提取製得的浸膏製成的片劑	雙黃連片
全粉末片	將全部藥材粉碎成細粉，加賦形劑製成的片劑	蓼茸片
提純片	是將處方中的藥材經過提取的單體或有效部位為原料，加適宜賦形劑製成的片劑	銀黃片

片劑還包括口含片、泡騰片
等類型。

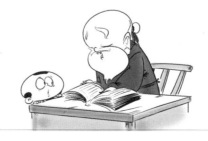

何謂劑型

糖漿劑

　　糖漿劑，是將藥物煎煮、去渣取汁、濃縮後，加入適量蔗糖溶解製成的濃蔗糖水溶液。糖漿劑具有味甜量小、服用方便、吸收較快等特點，適用於兒童服用，如止咳糖漿、桂皮糖漿等。

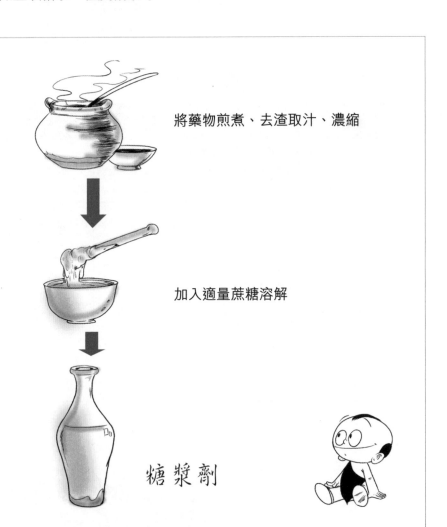

將藥物煎煮、去渣取汁、濃縮

加入適量蔗糖溶解

糖漿劑

何謂劑型

口服液

　　口服液，是將藥物用水或其他溶劑提取，經精製而成的內服液體製劑。該製劑集湯劑、糖漿劑、注射劑的特點。

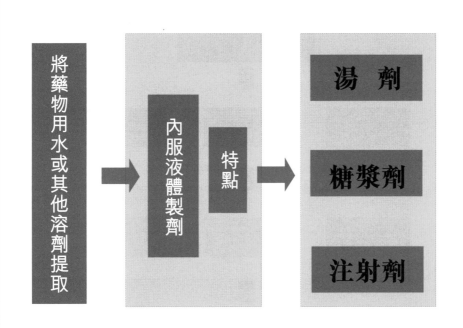

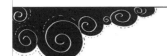

特點：具有劑量較小、吸收較快、服用方便、口感適宜等優點。

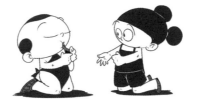

何謂劑型

注射液

　　注射液，也稱針劑，是將藥物經過提取、精製、配製等製成的滅菌溶液、無菌混懸液或供配製成液體的無菌粉末，供皮下、肌內、靜脈等注射的一種製劑。

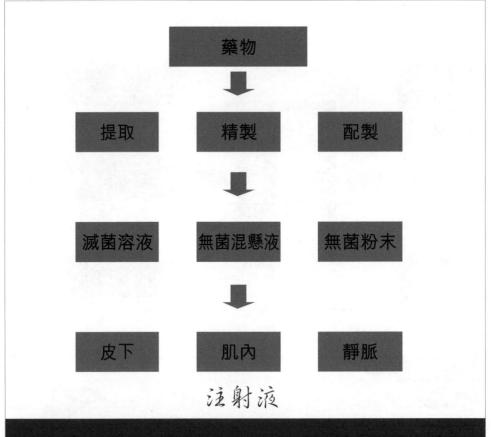

特點：具有劑量準確、藥效迅速、適於急救、不受消化系統影響的特點。

尤其適合神志昏迷，難於口服用藥的患者，如生脈注射液等。

古方的用量與服法

方劑的服法主要包括服藥時間和服藥方法兩個方面。恰當的服法有利於藥效的發揮，會對治療產生非常積極的作用，否則無功反而有害。

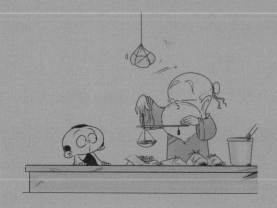

中藥的用量

何謂中藥的用量

　　中藥的用量，就是中醫開方時寫在藥方上需要藥房配付的藥量。中藥的用量一般包括重量（如若干兩、若干錢）、數量（如幾隻、幾片）、容量（如若干湯匙、若干毫升）等。

中藥的用量

重量　　　**數量**　　　**容量**

本該用大劑量治療的，如果用小劑量，可能會因藥量太小，效力不夠，不能及早治癒，以致貽誤病情。

中草藥的用量得當與否直接影響其療效。本應該用小劑量的，卻用了大劑量藥物，可能會因用藥過量而傷害人體正氣。

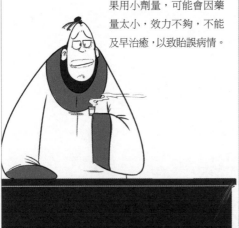

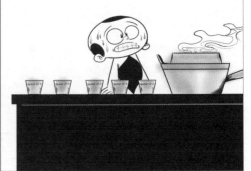

中藥的用量

與用量相關的三要素

　　在一份通過配伍組成的處方中，中藥的用量直接影響到中藥的功能與適應範圍，因此，對待中草藥的用量，應該慎而又慎。一般來說，使用藥物、確定劑量時，應該從藥物的藥性，方劑的劑型、配伍，病人的年齡、體質、病情等 3 個方面來考慮。

藥性對用量的影響：質地較輕或容易煎出的藥物，如花、葉類藥，用量不宜過大。

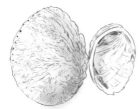

質重或不易煎出的藥物，如礦物、貝殼類藥，用量應較大。

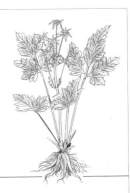

新鮮藥物含有水分，用量可較大些，乾燥的應較少些。過於苦寒的藥物，多用會損傷腸胃，劑量不宜過大，也不宜久服。

劑型、配伍對用量的影響：同樣的藥物，入湯劑的比丸、散劑的用量要大一些。

複方應用時比單味藥用量要小一些。

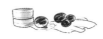

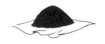

成人和體質較好的病人，用藥量可適當大些。
兒童及體弱患者，劑量宜酌減。病情輕者，不宜用重劑。

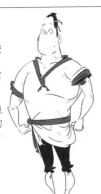

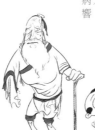

病人年齡、體質、病情對用量的影響：病情較重者，劑量可適當增加。

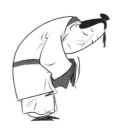

中藥的用量

現代臨床處方的一般用量

現代臨床處方中藥物的用量是遵循一定規律的，質地的輕重、乾與濕、毒性大小、藥物形態都會影響到藥物的用量。

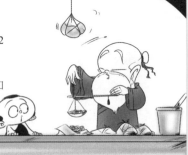

一般藥物：乾燥藥物 1-3 錢（如麻黃）；新鮮藥物 1-2 兩（如鮮茅根）。

質地較輕的藥物：3-5 分（如燈芯草等）或 1-5 分（如薄荷葉等）。

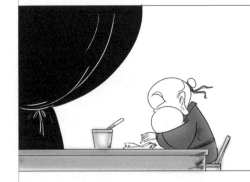

質地較重的藥物：3-5 錢（如熟地黃）或 1-2 兩（如石膏等）。

有毒藥物：毒性較小的用 2 釐 -1 分（如雄黃）；毒性較大的用 1-2 毫（如砒霜）等。

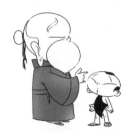

其他用量：1 支（如蘆根）、1 條（如壁虎）、3-5 隻（如蔥白）、3-5 片（如生薑）、1 角（即 1/4 張，如荷葉）、1 扎（如燈芯草）、數滴（如生薑汁）、10-20 毫升（如竹瀝）等。

古方藥量

古代的重量計量

　　古代的度量衡與現代差距較大。現行的中藥重量計量單位通常為克，古代的用藥分量，尤其是唐代以前的方劑，和現在相差很大。

古代的稱以黍、銖、兩、斤來計量，沒有「分」。

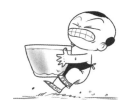

到了晉代，貝以十黍為一銖、六銖為一分、四分為一兩、十六兩為一斤 (即以銖、分、兩、斤計量)。

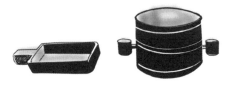

宋代，設立了兩、錢、分、釐、毫的名目，即十毫為一釐、十釐為一分、十分為一錢、十錢為一兩，以十累計，積十六兩為一斤。

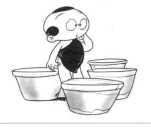

元、明、清時期，沿用宋制，很少變易，故宋、明、清之方，凡言分者，都是分釐之分，不同於晉代二錢半為一分之分。

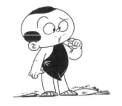

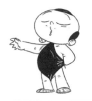

古方藥量

古代的容量單位

古方容量，有斛、斗、升、合、勺之名，但其大小，歷代變化很多。

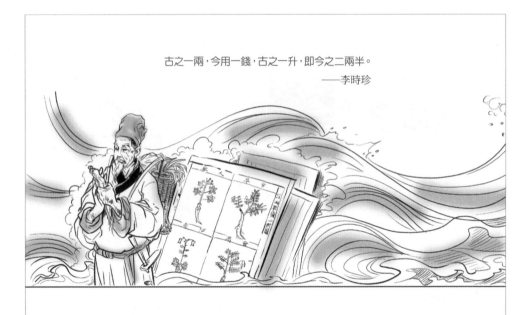

古之一兩，今用一錢，古之一升，即今之二兩半。

——李時珍

古之一兩，為今之六錢，古之一升，為今之三合三勺。

——張景岳

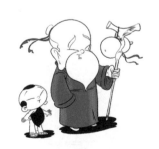

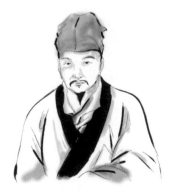

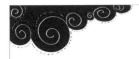

古方藥量

歷代衡量與秤的對照表

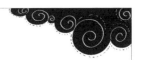

歷代衡量與秤的對照表 *

時 代	古代用量	折合市制	古代用量	折合市制
秦代	一兩	0.5165 市兩	一升	0.34 市升
西漢	一兩	0.5165 市兩	一升	0.34 市升
新莽	一兩	0.4455 市兩	一升	0.20 市升
東漢	一兩	0.4455 市兩	一升	0.20 市升
魏晉	一兩	0.4455 市兩	一升	0.21 市升
北周	一兩	0.5011 市兩	一升	0.21 市升
隋唐	一兩	1.0075 市兩	一升	0.58 市升
宋代	一兩	1.1936 市兩	一升	0.66 市升
明代	一兩	1.1936 市兩	一升	1.07 市升
清代	一兩（庫平）	1.194 市兩	升 (營造)	1.0355 市升

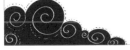

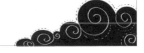

* 歷代衡量與秤的對照表：表中古今衡量和度量的比較，僅係近似值。

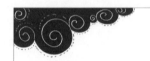

古方藥量

刀圭、方寸匕、錢匕、一字

刀圭、方寸匕、錢匕、一字等名稱大多用於散藥。

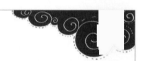

方寸匕	是做一把一寸的正方匕形器具，用來取散劑，以散劑不落為度
錢匕	用漢代五銖錢來抄取藥末，也以不落為度
半錢匕	就是用漢代五銖錢抄取藥末，取一半的量
一字	以唐代開元通寶錢幣 (幣上有「開元通寶」四字) 來抄取藥末，再去掉一字的量
刀圭者	是方寸匕的 1/10 的量

一方寸匕藥散約合五分，一錢匕藥散約合三分，一字藥散約合一分。

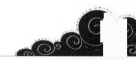

十六進制與國家標準計量單位換算率

從 1979 年 1 月 1 日起，全國中醫處方用藥的計量單位一律採用以「克」為單位的國家標準。十六進制與國家標準計量單位換算率*如下。

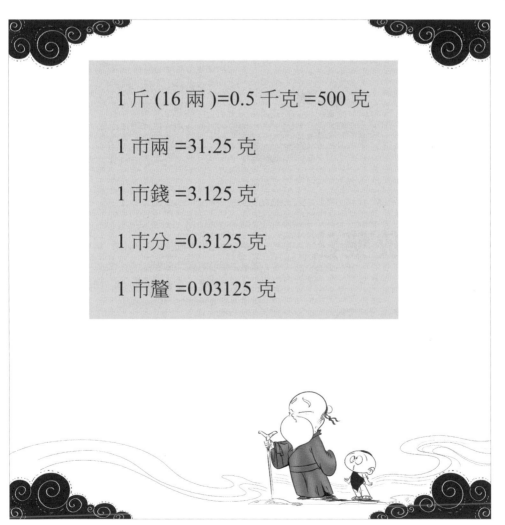

1 斤 (16 兩)=0.5 千克 =500 克

1 市兩 =31.25 克

1 市錢 =3.125 克

1 市分 =0.3125 克

1 市釐 =0.03125 克

*十六進制與國家標準計量單位換算率：換算尾數可以捨去。

中藥的用法

中藥用法的分類

中藥用法包括內服法和外用法。常用的外用法有灸法、敷藥法、洗浴法、吹喉法、點眼法、溫燙法、坐藥法等。內服有湯、丸、散、膏、露、酒等劑型，適用範圍廣。

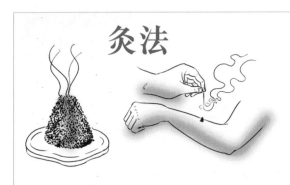

灸法：是指應用高溫（主要是艾藥等燃燒後產生的溫熱）或低溫，或者以某些材料（對皮膚有刺激作用的藥物等）直接接觸皮膚表面後產生的刺激，作用於人體穴位或特定部位，從而達到預防或治療疾病的一種療法。

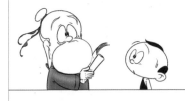

敷藥法：是指將新鮮中草藥切碎、搗爛，或將中藥末加輔形劑調勻成糊狀，敷於患處或穴位的方法。通過敷藥法可達到舒筋活絡、祛瘀生新、消腫止痛、清熱解毒、拔毒的目的。

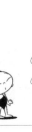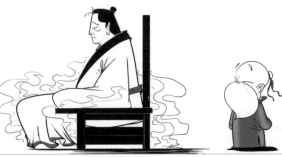

坐藥：是將藥物塞入陰道、肛門內或直接坐在藥物上治療疾病的一種方法。

中藥的用法

內服法

內服法有湯、丸、散、膏、露、酒等劑型，適用範圍比較廣，其中湯劑在臨床中應用最廣，且對於藥物的功效有著重要的影響。湯劑的服用法可分為煎藥法和服藥法。

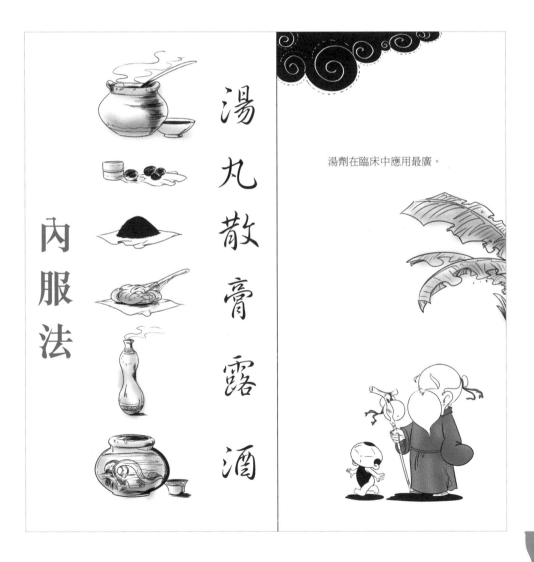

內服法

湯丸散膏露酒

湯劑在臨床中應用最廣。

內服法——湯劑的煎製

煎製湯劑藥要注意四個主要問題：一是用水，二是火候，三是煎藥的時長，四是煎藥的方法。四個因素都有所兼顧，更有助於煎出藥物的有效成分，有利於藥效的發揮，提高治療效果。

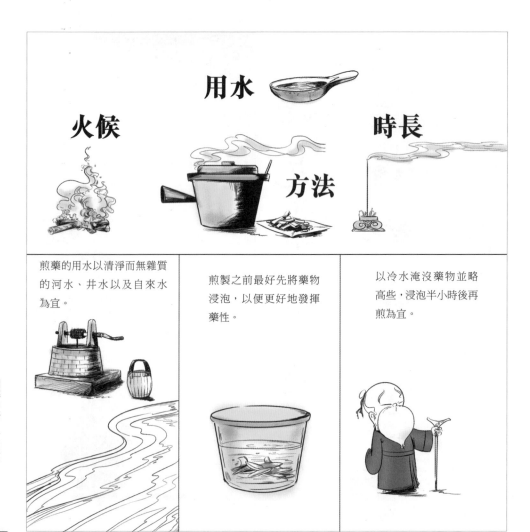

用水

火候

時長

方法

煎藥的用水以清淨而無雜質的河水、井水以及自來水為宜。

煎製之前最好先將藥物浸泡，以便更好地發揮藥性。

以冷水淹沒藥物並略高些，浸泡半小時後再煎為宜。

內服法──湯劑的煎製

　　藥物煎製的時長也很關鍵。一般藥物煎煮 15-20 分鐘。一些礦石、貝殼類藥物及一些含揮發油的芳香藥物，則應該採取不同的方法。還有些特殊的藥物需要特別對待。

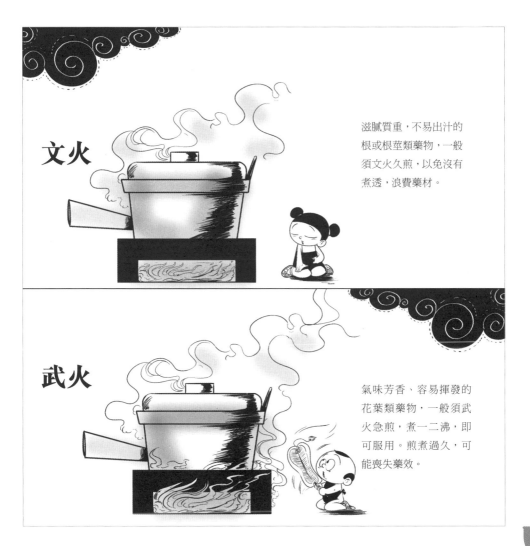

文火

滋膩質重，不易出汁的根或根莖類藥物，一般須文火久煎，以免沒有煮透，浪費藥材。

武火

氣味芳香、容易揮發的花葉類藥物，一般須武火急煎，煮一二沸，即可服用。煎煮過久，可能喪失藥效。

古方的用量與服法

中藥的用法

內服法——服藥量

　　服藥量的多少要根據藥物的藥性、功用和患者的體質、患病情況而定，不可一概而論。

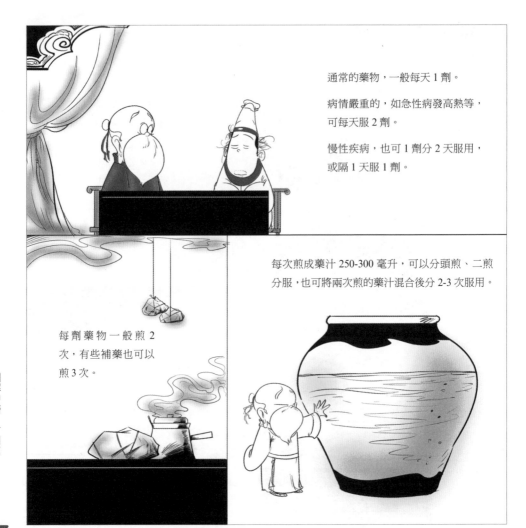

通常的藥物，一般每天 1 劑。

病情嚴重的，如急性病發高熱等，可每天服 2 劑。

慢性疾病，也可 1 劑分 2 天服用，或隔 1 天服 1 劑。

每次煎成藥汁 250-300 毫升，可以分頭煎、二煎分服，也可將兩次煎的藥汁混合後分 2-3 次服用。

每劑藥物一般煎 2 次，有些補藥也可以煎 3 次。

圖解中醫　方劑篇

144

中藥的用法

內服法──服藥時間

通常來説，一般的藥物適合在飯前 1 小時服用，這樣有利於藥物盡快吸收。但是凡事有特殊，病人的病情、體質，藥物本身的特性都要具體分析對待。

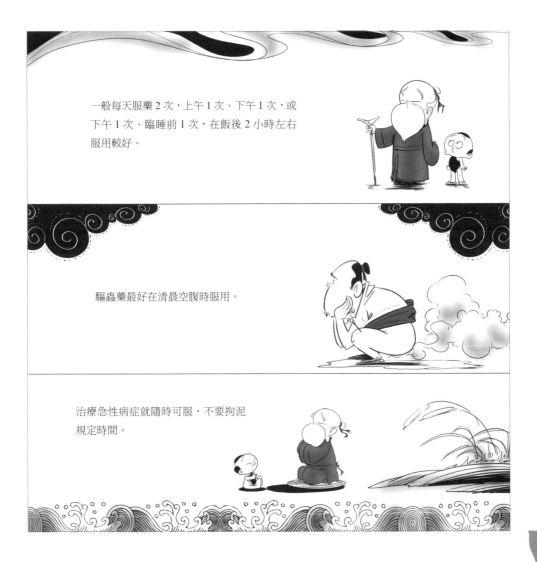

一般每天服藥 2 次，上午 1 次、下午 1 次，或下午 1 次、臨睡前 1 次，在飯後 2 小時左右服用較好。

驅蟲藥最好在清晨空腹時服用。

治療急性病症就隨時可服，不要拘泥規定時間。

中藥的用法

內服法——服藥的冷熱

　　一般應該在藥液溫而不涼的時候飲服。但對於寒性病證則需要熱服，對於熱性病證則需要冷服；真熱假寒的病證，用寒性藥物而宜於溫服，真寒假熱的病證用溫熱藥而宜於冷服。

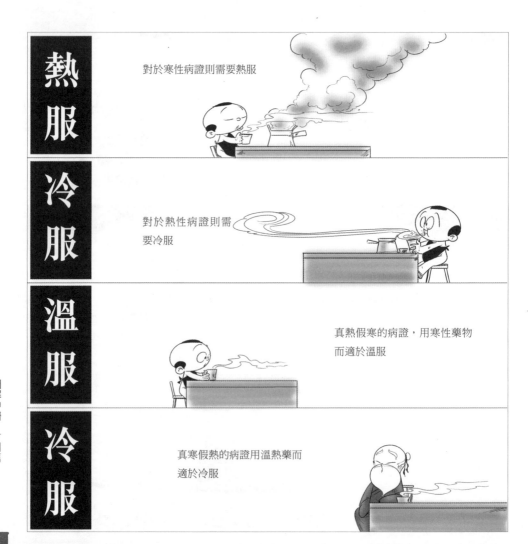

對於寒性病證則需要熱服

對於熱性病證則需要冷服

真熱假寒的病證，用寒性藥物而適於溫服

真寒假熱的病證用溫熱藥而適於冷服

熱服

冷服

溫服

冷服

中藥的用法

內服法——散劑、丸劑的服法

散劑、丸劑的服法，是根據病情和具體藥物定量，日服 2 次或 3 次。

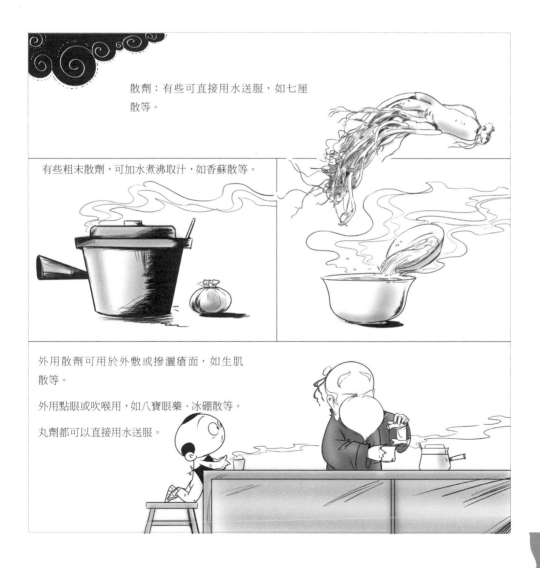

散劑：有些可直接用水送服，如七厘散等。

有些粗末散劑，可加水煮沸取汁，如香蘇散等。

外用散劑可用於外敷或摻灑瘡面，如生肌散等。

外用點眼或吹喉用，如八寶眼藥、冰硼散等。

丸劑都可以直接用水送服。

常用方劑

從先秦時期至今，方劑學的內容在不斷發展，方劑的種類也不斷豐富。人們按照方藥的性能和功效及藥物之間的配合關係，對方劑進行了分類。本章介紹了解表劑、清熱劑、化痰止咳劑、理氣劑、理血劑、補益劑、安神劑、固澀劑、祛濕劑、消食劑、瀉下劑等十餘種常用方劑。

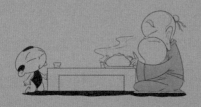

解表劑

　　風、寒、濕、熱的邪氣侵襲人身肌表，會出現惡寒發熱、鼻塞流涕、頭身疼痛、苔白脈浮的症狀，應用解表藥來發汗、解肌，以袪除在表的邪氣。以解表藥為主，具有發汗、解肌、透疹＊作用，用於治療表證的方劑被稱為解表劑。解表劑分為辛溫解表劑和辛涼解表劑＊。

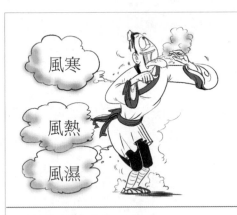

表證有風寒、風熱、風濕的不同，因此解表劑又分為辛溫解表和辛涼解表劑兩類。

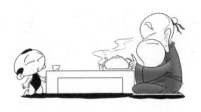

辛溫解表劑

治療風寒表證，如惡寒發熱、口不渴、無汗或汗出，頭項強痛、肢體酸痛、舌苔薄白，脈浮緊或浮緩。

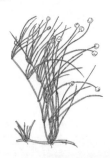

代表方劑：麻黃湯、葛根湯等。

辛涼解表劑

治療風熱表證，如發熱、微惡風寒，或口微渴、頭痛咽痛，咳嗽、咳黃痰或痰白黏、苔薄白或微黃，脈浮數。

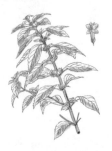

代表方劑：桑菊飲、銀翹散。

＊透疹：就是透泄疹毒，是使疹子容易發出的治法。出疹子的病，在應出而未出或疹出不暢時，可採用辛涼透表藥物，使它順利透出，不致發生變證，多用於麻疹初期的證治。
＊辛溫解表劑和辛涼解表劑：具體內容見汗法。

清熱劑

熱證分外感和內傷兩類。如果外邪未癒，入裡化熱，可傳變為熱證；而五志過極、陰陽失調也可能轉化為內熱，引起熱證。所以，凡是用於治療裡熱證，以清熱藥為主，具有清熱瀉火、涼血、解毒退虛熱等功用的方劑，都是清熱劑。

裡熱證又有氣分與血分、實熱與虛熱、熱毒與暑熱的區別，因此清熱劑也分為清氣分熱、清營涼血、清熱解毒、清臟腑熱、清熱袪暑、清虛熱6類。

清熱劑一般在表證已解、裡熱雖盛卻未與食積痰血形成實結的情況下使用，外邪留於肌表而未解，應當先解表。

裡熱已形成實結，應先攻下。表邪未解，而裡熱已盛，應表裡雙解。

化痰止咳劑

凡外感或內傷，都可以引起咳嗽氣喘。咳喘一般多夾帶痰，痰阻氣機也能引起咳喘，所以化痰藥能使痰去而咳喘止，止咳藥通常又兼有化痰作用。凡以化痰、止咳平喘藥物為主，具有消痰、止咳的方劑，便稱為化痰止咳劑。

痰*為病理產物，無處不在，凡胸膈、腸胃、經絡和四肢，都可以有痰，如眩暈、咳嗽、嘔吐、癲狂及高血脂等證，都是痰在作怪。

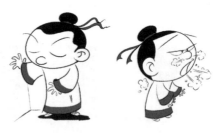

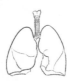

如果脾虛濕盛而導致痰生，應用健脾燥濕法治療。

痰

痰，通常是由脾、肺、腎發生病變所引起的。

當肺受熱邪熏蒸而生痰時，應用清熱降火法治療。

如果熱邪傷肺，耗損津液，則應該用清燥潤肺法治療。

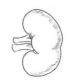

如果脾腎陽虛而導致痰生，應溫暖脾腎，使水不上泛，繼而消痰。

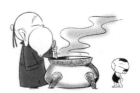

＊痰，此處的痰指痰飲，所指並不是人體喉嚨裡咳出的有形痰液，而是指所有體內因代謝異常所產生的水液。

理氣劑

當人體受外感或內因影響，導致氣機運行不暢、升降失調時，稱為氣病。氣病會引起臟腑功能失常而產生病變。凡以理氣藥物為主，具有疏通氣機、調暢血脈功能，用於治療氣病的方劑為理氣劑。理氣劑可分為行氣劑和降氣劑。

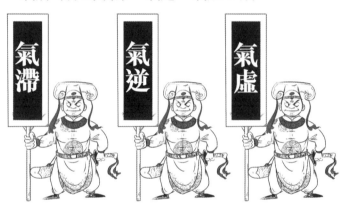

氣病可分為氣滯、氣逆、氣虛 3 類

氣滯：主要由肝氣鬱結、脾胃氣滯引起，可用行氣藥治療。
氣逆：主要由肺氣上逆、胃氣上逆引起，可用降氣藥治療。
氣虛：主要由臟腑失養引起，可用補益藥治療，如補中益氣湯等。

理氣劑

行氣劑	降氣劑
用於氣機鬱滯的證候，以調暢氣機，散結解鬱為主。	用於氣機上逆的證候，以降氣平喘，降逆止嘔為主。
柴胡疏肝湯、半夏厚樸湯等。	蘇子降氣湯、定喘湯等。

理血劑

　　當人體感受外邪或受內因影響，造成血行不暢、瘀血停滯或陰血虧損不足等病症，就是血病。凡以理血藥為主，具有疏通瘀血、活血通脈作用，用於治療血病的方劑，稱為理血劑。理血劑可分為活血化瘀劑、止血劑。

血病可分為血瘀、出血、血虛、血熱 4 類。

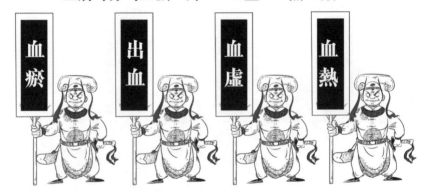

血瘀：如閉經、痛經、跌打損傷、瘀血內停等證，應用活血祛瘀法治療。

出血：如血液離經妄行所引起的吐血、咳血、便血、尿血、崩漏等證，應以涼血止血法治療。

血虛：參照補益藥。

血熱：參照清熱藥。

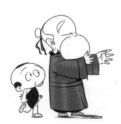

活血化瘀劑：具有化瘀行滯、活暢血行、消腫止痛的作用。

如核桃承氣湯、血府逐瘀湯等。

止血劑：具有抑制出血、促進血液凝固的作用。

如十灰散、桃花散等。

補益劑

何謂補益劑

　　凡以補益藥為主，具有補益氣、血、陰、陽作用，用來治療各種虛證的方劑，都是補益劑。

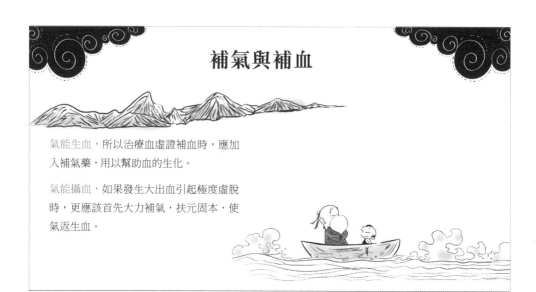

補氣與補血

氣能生血，所以治療血虛證補血時，應加入補氣藥，用以幫助血的生化。

氣能攝血，如果發生大出血引起極度虛脫時，更應該首先大力補氣，扶元固本，使氣返生血。

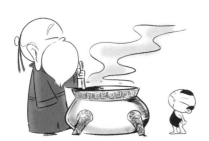

補陰與補陽

陽虛證補陽：應當配伍補陰藥，使陽有所依附，並可藉陰藥的滋潤以制陽藥的溫燥。

陰虛證補陰：應當配伍補陽藥，使陰有所化，並可藉助陽藥的溫煦，克制陰藥的凝滯。

補益劑的分類

人體的虛證可分為氣虛、血虛、氣血兩虛、陰虛、陽虛等證，因此與之相對的補益劑也分為補氣、補血、氣血雙補、補陰、補陽等 5 類。

補益劑的分類

分類	作用	症狀表現	代表方劑
補氣劑	有補氣功用，用於氣虛證	氣短聲低、懶言、倦怠無力、大便溏薄或中氣下陷、脫肛、子宮脫垂等	四君子湯、蔘苓白朮散
補血劑	有補血功用，用於血虛證	面色萎黃、頭暈目眩、肌膚枯槁、心悸、失眠，以及月經量少、色淡等	四物湯、當歸補血湯
氣血雙補劑	有補氣血功用，用於氣血兩虛證	面色無華、頭暈目眩、心悸氣短、手足無力等	炙甘草湯
補陰劑	有滋養陰液作用，用於陰虛證	潮熱顴紅、五心煩熱、盜汗、失眠、喘咳、咯血、消瘦、頭暈、耳鳴等	六味地黃丸、一貫煎
補陽劑	有溫補腎陽作用，用於陽虛證	面色蒼白、四肢欠溫、腰膝酸軟、虛喘耳鳴、陽痿早泄、少腹拘急、小便清長或頻數等	腎氣丸

安神劑

　　凡以重鎮安神為主，具有鎮靜、安神、養心、定悸作用，用於治療心神不安所引起的失眠、健忘、驚悸等證的方劑，都可稱為安神劑。

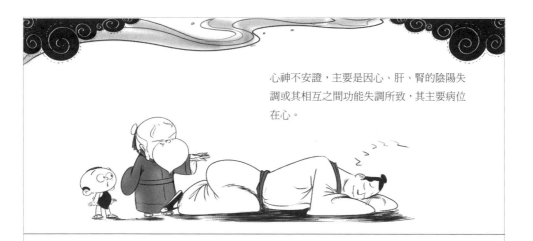

心神不安證，主要是因心、肝、腎的陰陽失調或其相互之間功能失調所致，其主要病位在心。

安神劑

重鎮安神	滋養心神
因為七情所傷或肝鬱氣滯，久鬱化火，擾亂心神所致，表現為煩躁不安、驚恐、善怒等。	因為思慮過度、過勞傷心或心陰不足而虛火生、虛火擾亂心神所致，表現為驚悸、健忘、虛煩不眠等。
病證多屬實證。	病證多屬虛證。
重鎮安神劑：朱砂安神丸等。	滋養心神劑：天王補心丹等。

固澀劑

　　耗散滑脫證，是指氣、血、精、液耗散滑脫。症狀表現為自汗、盜汗、遺精滑泄、小便失禁、久瀉久痢或崩漏帶下等證。凡以固澀藥物為主，具有固澀作用，用以治療氣、血、精、液耗散滑脫等證的方劑，可稱為固澀劑。

固澀劑在治法上分為固表止汗、澀精止遺、澀腸固脫和固崩止帶 4 類。

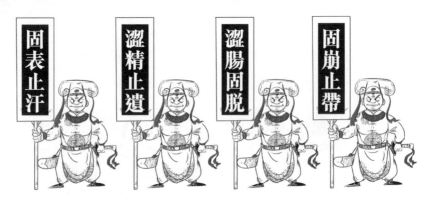

分　類	作　用	代表方劑
固表止汗	用於肌表疏鬆或陰虛有火、自汗盜汗、心悸氣短等	牡蠣散
澀精止遺	用於腎氣不足、膀胱失約、遺精滑泄、小便失禁等	桑螵蛸散
澀腸固脫	用於腎虛寒引起的久瀉久痢、飲食減少、腸滑失禁等	真人養臟湯
固崩止帶	用於腰酸乏力、婦女崩漏不止、帶下淋漓不淨等	固沖湯

祛濕劑

何謂祛濕劑

　　凡以祛濕劑為主，具有利水化濕、通淋泄濁作用，用來治療水濕病證的方劑，稱為祛濕劑。

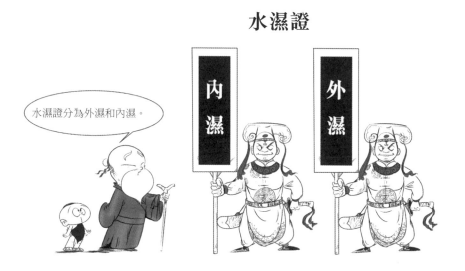

水濕證

水濕證分為外濕和內濕。

內濕

外濕

分 類	作 用	症狀表現
外 濕	外濕通常起因於居所環境潮濕或淋雨涉水，以致濕從肌表而入	惡寒發熱、頭脹身重、周身酸痛、面目浮腫等
內 濕	飲食失衡、嗜食生冷無度，導致胃運化失常、水濕內停所致	胸脘痞悶、噁心嘔吐、水腫等

常用方劑

159

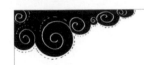

祛濕劑

祛濕劑的分類

　　濕邪侵襲人體，常與風、寒、暑、熱相伴而來，且人的體質差異較大，濕邪侵入的部位還有表和裡之分，再加上濕邪侵入人體還有寒化和熱化的區別，比較複雜，所以祛濕劑也可分為芳香化濕劑、清熱祛濕劑、利水滲濕劑、溫化水濕劑等。

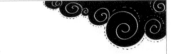

祛濕劑的分類

分 類	作 用	症狀表現	代表方劑
芳香化濕劑	用於濕濁內盛，困阻脾胃之證	脘腹痞滿、噯氣吞酸、嘔吐泄瀉	平胃散、藿香正氣散
清熱利濕劑	用於濕熱雍盛之證	如果濕熱外感，表現為發熱倦怠、頭痛身重等；如果濕熱內盛，表現為胸悶腹脹、小便短赤、一身面目盡黃	茵陳蒿湯、八正散
利水滲濕劑	用於水濕停聚之證	小便不利、水腫、淋濁等	五苓散、豬苓散
溫化水濕劑	用於陽虛氣不化水證	陽虛水腫、痰飲咳喘等	真武湯、實脾散

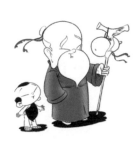

消食劑

　　飲食無節制，暴飲暴食，或脾虛飲食難以消化，會造成食積。凡以消食藥為主，具有消食健脾或化積導滯作用，治療食積停滯的方劑，統稱為消食劑。消食劑多分為消食化滯和健脾消食兩類。

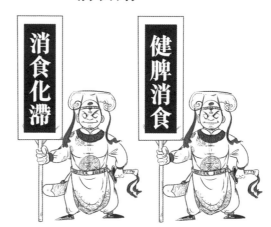

消食劑

消食化滯　健脾消食

消食劑多分為消食化滯和
健脾消食兩類。

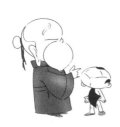

分　類	作　用	代表方劑
消食化滯	用於食積內停之證。表現為胸脘痞悶，噯腐吞酸，噁食嘔逆，腹痛泄瀉等	保和丸、枳實導滯丸
健脾消食	用於脾胃虛弱，食積內停之證。表現為脘腹痞滿，不思飲食，面黃體瘦，倦怠乏力，大便溏薄等	健脾丸、葛花解醒湯

瀉下劑

何謂瀉下劑

　　六腑具有通降的功能，胃腸屬於六腑，如果邪實積聚於裡，腑氣不暢，就會發生脘腹脹滿、腹痛拒按、大便秘結等裡實證。凡以瀉下藥為主，具有瀉下、通便、逐水、通積作用，用來治療裡實證的方劑，可稱為瀉下劑。

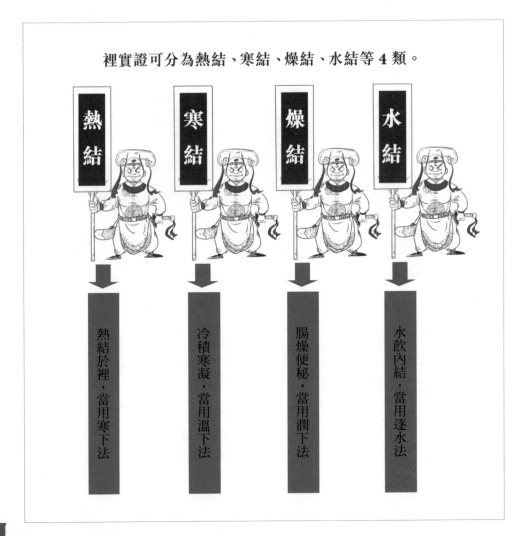

裡實證可分為熱結、寒結、燥結、水結等 4 類。

熱結	寒結	燥結	水結
熱結於裡，當用寒下法	冷積寒凝，當用溫下法	腸燥便秘，當用潤下法	水飲內結，當用逐水法

瀉下劑

瀉下劑的分類

裡實證可分為熱結、寒結、燥結、水結等四類，因而與之相應的瀉下劑可分為寒下劑、溫下劑、潤下劑、逐水劑。

瀉下劑分類

分 類	作 用	症狀表現	代表方劑
寒下劑	具有瀉熱通滯作用，用於裡熱實證	大便秘結，腹痛拒按，甚則潮熱譫語，舌苔焦黃、脈實等	大黃牡丹湯、大承氣湯
溫下劑	具有祛寒攻積作用，用於臟腑間有寒冷積滯實證	大便秘結，腹部冷痛，手足不溫，脈沉緊等	大黃附子湯、溫脾湯
潤下劑	具有潤腸通便的作用，其瀉下之力緩和	腸燥便秘，或體虛便秘	麻子仁丸、濟川煎
逐水劑	具有逐水化飲的作用，使體內積水從大小便排出，用於水飲停滯之實證	胃中或腸間有水聲，噁心欲嘔，口不渴	黃龍湯

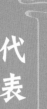

代表方劑舉例

本章從各類常用的方劑中選取了麻黃湯、桑菊飲、白虎湯、貝母瓜蔞散、越鞠丸、核桃承氣湯、四物湯、天王補心丹、桑螵蛸散、藿香正氣散等具有代表性的方劑，分析其適應證證候特點、各味藥物的藥性特點、方劑組成特點、運用與注意事項等內容。

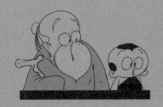

麻黃湯

　　麻黃湯，發汗解表，宣肺平喘，適用於外感風寒的表實證。現代此方常用於治療感冒、流行性感冒、急性支氣管炎、支氣管哮喘等屬風寒表實證。

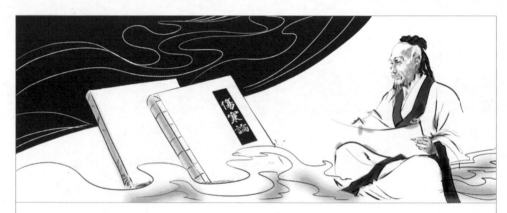

名稱：麻黃湯

出處：《傷寒論》

組成：麻黃去節，桂枝去皮，杏仁去皮、尖，甘草炙。

功效：發汗解表，宣肺平喘。

主治：外感風寒表實證。惡寒發熱，頭身疼痛，無汗而喘，舌苔薄

　　　白，脈浮緊。

麻黃湯——證候分析

　　本證因外感風寒而使肺氣失宣所致。風寒邪氣侵襲肌表，使衛氣被遏制，肌膚腠理*閉塞，經脈不通，導致惡寒、發熱、無汗、頭身痛；又因肺主氣、主皮毛，寒邪在外束縛肌表，影響肺氣的宣肅下行，就會上逆發生咳喘。

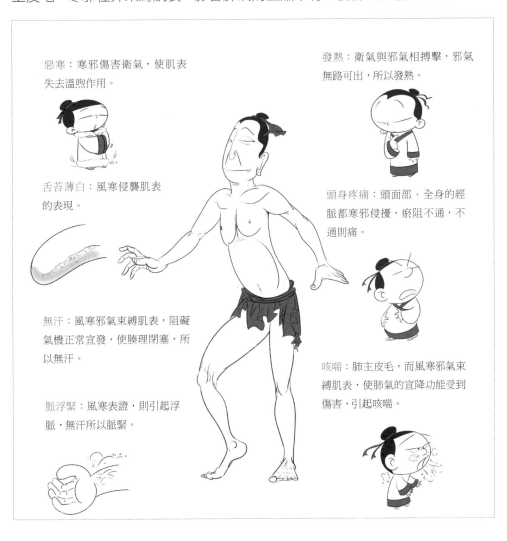

惡寒：寒邪傷害衛氣，使肌表失去溫煦作用。

舌苔薄白：風寒侵襲肌表的表現。

無汗：風寒邪氣束縛肌表，阻礙氣機正常宣發，使腠理閉塞，所以無汗。

脈浮緊：風寒表證，則引起浮脈，無汗所以脈緊。

發熱：衛氣與邪氣相搏擊，邪氣無路可出，所以發熱。

頭身疼痛：頭面部、全身的經脈都寒邪侵擾，瘀阻不通，不通則痛。

咳喘：肺主皮毛，而風寒邪氣束縛肌表，使肺氣的宣降功能受到傷害，引起咳喘。

代表方劑舉例

*腠理：肌膚的紋理。

麻黃湯——藥性及方劑分析

　　麻黃湯主治外感風寒表實證，治療時應當以發汗解表、宣肺平喘為主。麻黃苦、辛，性溫，善於發汗，能祛除侵襲肌表的風寒，且宣肺平喘，是方中君藥。桂枝可解肌*發表，溫通經脈，既有助於麻黃發揮解表功能，增強其發

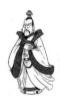

君藥：麻黃，味辛溫，能發汗解表，宣肺平喘。

臣藥：桂枝，發汗解肌，溫經散寒，可加強麻黃發汗解表的作用。

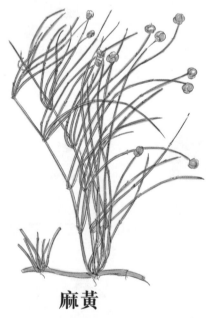

麻黃

辛、微苦，溫；歸肺經、膀胱經；有祛風發汗、宣肺平喘、利水消腫的功效。

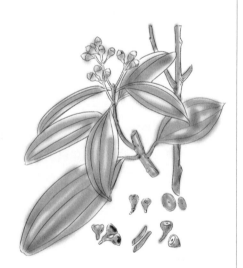

桂枝

辛、甘、溫；歸肺經、心經、膀胱經；有發汗解肌、溫通經脈、助陽化氣的功效。

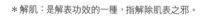

*解肌：是解表功效的一種，指解除肌表之邪。

汗的功力，又能暢行營陰，解除疼痛，為臣藥。麻黃與桂枝相互配合，是辛溫發汗的常用組合。杏仁降利肺氣，與麻黃配伍，前者沉降，後者宣發，有助於恢復肺氣的宣降，加強宣肺平喘功能，為佐藥。炙甘草既能調和麻黃、杏仁之宣降，又能緩和麻黃、桂枝的峻烈藥性，避免汗出過猛而耗傷正氣，為使藥兼佐藥。

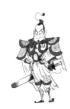

佐藥：苦杏仁，降氣止咳。麻黃宣肺，杏仁降氣，一宣一降，能增強解熱平喘的功效。

佐使藥：炙甘草，調和諸藥，能緩和麻黃、桂枝的峻烈之性，使汗出不會太過而損氣傷津液。

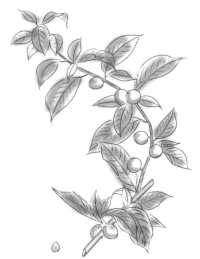

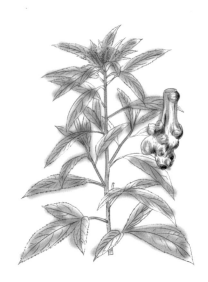

苦杏仁

苦、微溫，有小毒；歸肺經、大腸經；有宣肺利咽、祛痰排膿的功效。

炙甘草

甘、平；歸心經、肺經、脾經、胃經；有補脾益氣、緩急止痛、清熱解毒、緩和藥性的功效。

麻黃湯──運用與注意

麻黃湯適用於外感風寒且無汗的表實證,主要症狀表現為惡寒發熱、無汗而喘、脈浮緊,在具體用藥時可根據實際情況進行加減。本方藥性辛溫發散,不適宜表虛自汗、外感風熱、氣血虛弱者,用藥時應當注意。

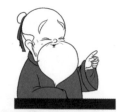

辨證要點:此方發汗力強,適用於外感風寒、無汗表實證,以惡寒發熱、無汗而喘,脈浮緊主要症狀表現。

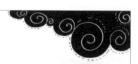

加減變化:如果痰多、咳喘上逆:可加紫蘇子、枇杷葉、桑白皮、半夏宣肺解表,祛痰止咳。

苦杏仁用時須打碎,使有效成分易於煎出。

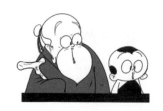

使用注意:本方應分次溫服,服藥後需進食熱粥,蓋上棉被捂汗。汗出病癒即應停藥,不可過度出汗,以免傷陰損津液。

本方藥性辛溫發散,對於表虛自汗、外感風熱、氣血虛弱者,應慎用。

桑菊飲

　　桑菊飲，疏風清熱，宣肺止咳，適用於溫病初起。現代，本方常用於感冒、急性支氣管炎、上呼吸道感染、肺炎、急性結膜炎、角膜炎等病證。

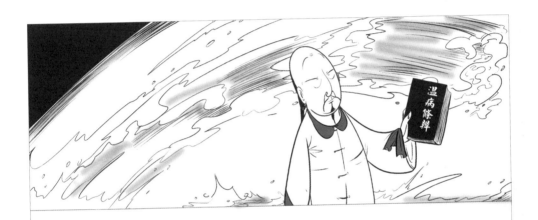

名稱：桑菊飲

出處：《溫病條辨》

組成：桑葉，菊花，杏仁，連翹，薄荷，桔梗，生甘草，蘆根。

功效：疏風清熱，宣肺止咳。

主治：風溫初起，表熱輕證。咳嗽，身熱不甚，口微渴，脈浮數。

代表方劑舉例

桑菊飲——證候分析

桑菊飲適宜的病證：溫熱病邪從口鼻進入人體，侵犯肺絡，使肺的清肅能力失調，氣機運行不暢，引起咳嗽。其感受病邪比較輕淺，身體發熱不嚴重，口渴症狀也不夠明顯。

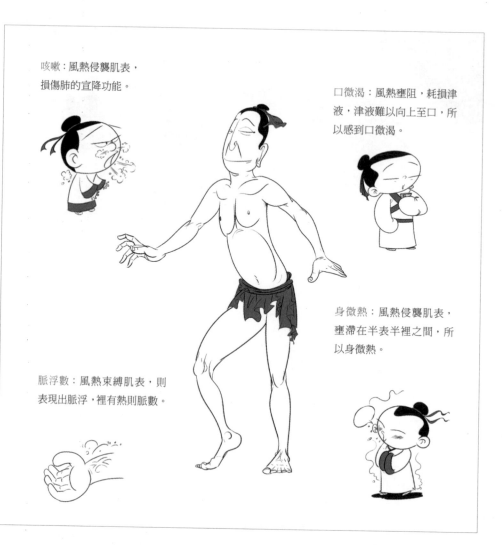

咳嗽：風熱侵襲肌表，損傷肺的宣降功能。

口微渴：風熱壅阻，耗損津液，津液難以向上至口，所以感到口微渴。

身微熱：風熱侵襲肌表，壅滯在半表半裡之間，所以身微熱。

脈浮數：風熱束縛肌表，則表現出脈浮，裡有熱則脈數。

桑菊飲——藥性及方劑分析

　　桑菊飲是主治溫病初期階段的辛涼解表劑，治療時應當以疏風清熱、宣肺止咳為主。桑葉甘、苦，性涼，可疏散上焦風熱，且善走肺絡，能清宣肺熱而止咳嗽；菊花辛、甘，性寒，疏散風熱，清利頭目而肅肺。兩藥協同，以疏散肺中風熱見長，兩者共為君藥。

桑葉	甘、苦，性涼；歸肺經、肝經； 宣散風熱，清肺潤燥，從而有止咳的功效
菊花	辛、甘，性寒；歸肺經、肝經； 疏散風熱，清利頭目，從而有肅肺的功效
薄荷	辛，涼；歸肺經、肝經； 有疏散風熱，清利頭目，透疹的功效
杏仁	苦，微溫，有小毒；歸肺經、大腸經； 有宣肺利咽、祛痰排膿的功效
桔梗	苦、微寒；歸肺經、心經、三焦經； 有清熱利濕，涼血散結，消腫止痛的功效
連翹	苦、辛，性平；歸肺經； 有宣肺利咽，祛痰排膿的功效
蘆根	甘，性寒；歸肺經、胃經； 有清熱生津，止嘔除煩的功效
甘草	甘，平；歸心經、肺經、脾經、胃經； 有補脾益氣、緩急止痛、清熱解毒、緩和藥性的功效

桑菊飲——方劑分析

　　薄荷辛涼，可疏散風熱，助君藥解表之力；杏仁苦降，肅降肺氣；桔梗辛散，開宣肺氣，與杏仁相合，有助於恢復肺宣降功能而止咳。三者共為臣藥。連翹透邪解毒，蘆根清熱生津，二者為佐藥。甘草調和諸藥，為使藥。以上各味中藥配伍，可疏散上焦風熱，宣降肺氣，解表止咳。

君藥	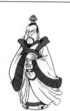	桑葉、菊花。二藥輕清靈動，直走上焦，相互配合，長於疏散肺中風熱，共為君藥
臣藥	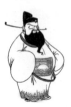	薄荷、杏仁、桔梗。薄荷辛涼解表，有助於桑葉、菊花疏散，發揮解表的藥力。杏仁性降，肅降肺氣，桔梗性散，開宣肺氣。杏仁與桔梗，一宣一降，可恢復肺的宣降，從而止咳，是宣降肺氣的常用組合
佐藥	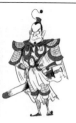	連翹、蘆根。連翹，辛溫而性輕，能清熱透邪解毒；蘆根，甘寒，清熱生津而止渴。兩者均為佐藥
使藥	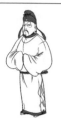	甘草。調和諸藥 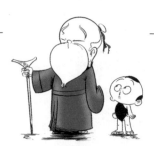

解表劑・辛涼解表劑

桑菊飲——運用與注意

　　桑菊飲是主治風熱犯肺之咳嗽證的常用方劑，主要辨證要點為咳嗽，輕微發熱，口渴不明顯，脈浮數，用藥時可根據具體情況相應加減。本方是辛涼輕劑 *，運用時應避免病重藥輕，且不適用於治療風寒咳嗽。

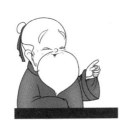

辨證要點：本方主治風熱犯肺所引起的咳嗽。常見症狀表現為咳嗽，發熱不甚，微渴，脈浮數。

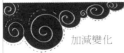

加減變化

若二三日後，氣粗似喘，是因為氣分熱勢漸盛的緣故，可加石膏、知母來清解氣分之熱。

若咳嗽較為頻繁，是因為肺熱比較嚴重，可加黃芩清肺熱。

若咳痰黃稠，咳吐不爽，加瓜蔞、黃芩、桑白皮、貝母以清熱化痰。

咳嗽咯血者，可加白茅根、茜草根、牡丹皮涼血止血。

若口渴甚者，加天花粉生津止渴。

兼咽喉紅腫疼痛，加玄蔘、板藍根清熱利咽。

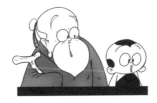

使用注意

肺熱嚴重者，應當加味後運用，否則病重藥輕，影響療效。

風寒咳嗽則不適用本方。

方中藥物均為輕清之品，所以不宜久煎，以免影響藥效。

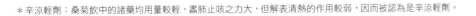

* 辛涼輕劑：桑菊飲中的諸藥均用量較輕，肅肺止咳之力大，但解表清熱的作用較弱，因而被認為是辛涼輕劑。

白虎湯

　　白虎湯清熱生津,是治療氣分熱盛證的代表方劑。現代,此方常用於感染性疾病,如大葉性肺炎、流行性出血熱、牙齦炎及風濕性關節炎等。

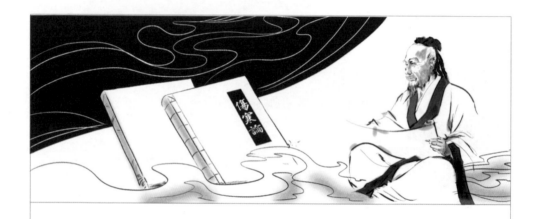

名稱:白虎湯

出處:《傷寒論》

組成:石膏,知母,甘草,粳米。

功效:清熱生津。

主治:氣分熱盛證。壯熱面赤,煩渴引飲,汗出惡熱,脈洪大有力。

白虎湯——證候分析

　　本方證為氣分熱盛證是因外感寒邪，入裡化熱，或溫邪傳入氣分而形成的證候，常見症狀表現為裡熱熾盛，體內壯熱不惡寒，口渴總想喝水，脈洪大有力。

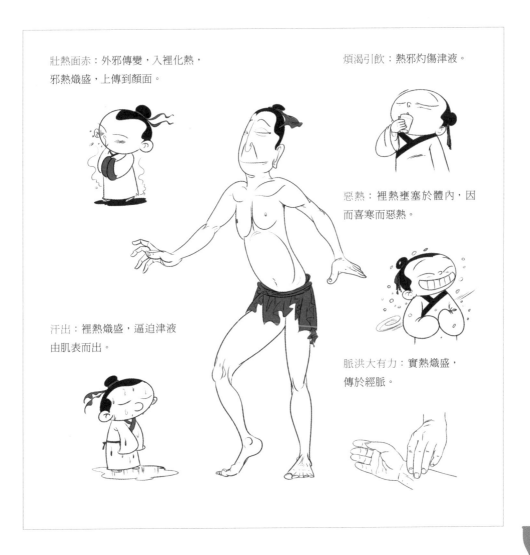

壯熱面赤：外邪傳變，入裡化熱，邪熱熾盛，上傳到顏面。

煩渴引飲：熱邪灼傷津液。

惡熱：裡熱壅塞於體內，因而喜寒而惡熱。

汗出：裡熱熾盛，逼迫津液由肌表而出。

脈洪大有力：實熱熾盛，傳於經脈。

白虎湯──藥性及方劑分析

　　氣分熱盛，尚未導致陽明腑實 *，故不適合採用攻下法，且因為內熱而損傷津液，不能使用苦寒藥，清熱生津法是最適宜的方法。方中石膏辛、甘，大寒，善於清氣分大熱，並能止渴除煩，而且用量也較重，為君藥。知母苦、寒，

君藥：生石膏，質重氣清，可清陽明熾盛內熱，透汗，能止咳除煩。

臣藥：知母。苦寒而質潤，既可助石膏清肺胃的熱邪，還可滋陰潤燥救受損傷的陰津液。

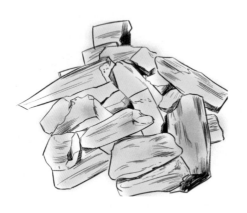

生石膏

辛、甘，大寒；歸肺經、胃經；有清熱瀉火，止渴除煩的功效。

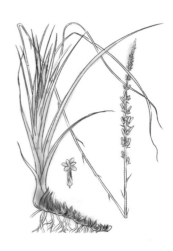

知母

苦、甘，寒；歸肺經、胃經、腎經；有清熱瀉火，滋陰潤燥的功效。

石膏與知母相須為用，可增強清熱生津之功。

* 陽明腑實：指陽明病，病邪入裡化熱，燥熱與腸中糟粕纏結，劫耗津液，燥結成實的病理變化。

質潤，可助石膏清肺胃之熱和生津止渴除煩，為臣藥。二者配伍，使清熱除煩生津的力量更強。粳米、炙甘草益胃生津，可防止大寒損傷脾胃，為佐藥。炙甘草調和諸藥，為使藥。四藥配伍，共奏清熱生津之功。

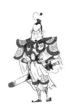

佐藥：粳米、炙甘草。粳米，養胃安脾，使熱除而正氣不受損傷。粳米能調和石膏的礦物性，使之與胃相宜；炙甘草，益胃生津。兩者共為佐藥

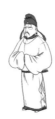

使藥：炙甘草。益氣和中，調和諸藥為使。

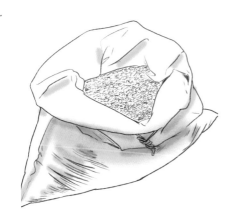

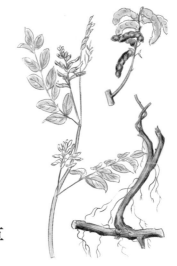

粳米

甘，平；歸脾經、胃經；有健脾和胃，益氣止瀉的功效。

甘草

甘，平；歸心經、肺經、脾經、胃經；有補脾益氣，緩急止痛，清熱解毒，緩和藥性的作用。

白虎湯——運用與注意

白虎湯是治療氣分熱盛證的清熱瀉火劑，主要辨證要點是身大熱，汗大出，口大渴，脈洪大。用藥時可根據具體情況相應加減。表證未解的無汗發熱、口不渴者，脈浮細或沉者、血虛發熱、脈洪不勝重按者、真寒假熱的陰盛格陽證都不可誤用。

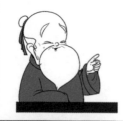

辨證要點

本方為治陽明氣分熱盛證的基礎方。症狀主要表現為身大熱，汗大出，口大渴，脈洪大。

加減變化

若氣血兩燔，引動肝風，見神昏譫語、抽搐者，可加羚羊角、水牛角以涼肝息風；

若兼陽明腑實，見神昏譫語、大便秘結、小便赤澀者，加大黃、芒硝以瀉熱攻積。

使用注意

表證未解的無汗發熱，口不渴者，脈見浮細或沉者，血虛發熱，脈洪不勝重按者，真寒假熱的陰盛格陽證等均不可誤用本方劑。

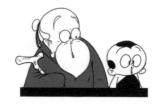

化痰止咳劑 · 潤燥化痰劑

貝母瓜蔞散

　　貝母瓜蔞散，潤肺清熱，理氣化痰，可治療因燥熱傷肺，灼傷津液，形成痰所導致的病證。在現代，本方可用於肺結核、肺炎等病證。

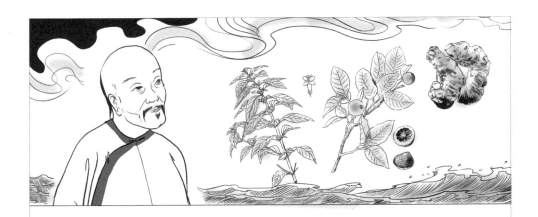

名稱：貝母瓜蔞散

出處：清·程國彭《醫學心悟》

組成：貝母，瓜蔞，天花粉，茯苓，橘紅，桔梗。

功效：潤肺清熱，理氣化痰。

主治：燥痰咳嗽。咳嗽嗆急，咳痰不爽，澀而難出，咽喉乾燥哽痛，

　　　苔白而乾。

代表方劑舉例

181

貝母瓜蔞散——證候分析

　　貝母瓜蔞散適合的病證多由燥熱傷肺，灼傷津液成痰所引起。燥痰不化，使肺的清宣和肅降功能受到損害，導致肺氣上逆，引起咳嗽嗆急。燥熱損傷津液，所以咳痰不爽，咽喉乾燥哽痛。

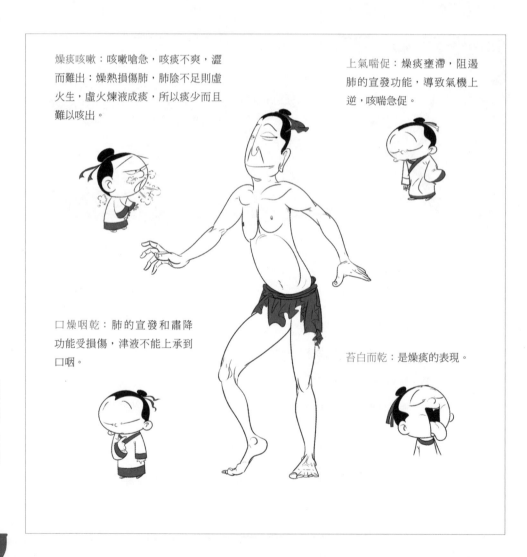

燥痰咳嗽：咳嗽嗆急，咳痰不爽，澀而難出：燥熱損傷肺，肺陰不足則虛火生，虛火煉液成痰，所以痰少而且難以咳出。

上氣喘促：燥痰壅滯，阻遏肺的宣發功能，導致氣機上逆，咳喘急促。

口燥咽乾：肺的宣發和肅降功能受損傷，津液不能上承到口咽。

苔白而乾：是燥痰的表現。

貝母瓜蔞散——藥性及方劑分析

貝母瓜蔞散潤肺清熱，理氣化痰，是治療燥熱傷肺、灼傷津液形成痰飲所致病證的代表方劑。貝母苦、甘，微寒，潤肺清熱，化痰止咳，瓜蔞甘、寒，微苦，清肺潤燥，開結滌痰，兩者配伍，共為君藥。天花粉既清降（轉下頁）

川貝母	苦、甘，微寒；歸肺經、心經； 有化痰止咳，清熱潤肺的功效
瓜　蔞	甘、微苦，寒；歸肺經、胃經； 有清熱化痰，潤燥滑腸的功效
天花粉	苦，微寒；歸肺經、胃經； 有清熱生津，消腫排膿的功效
茯　苓	甘、淡，平；歸心經、肺經、脾經、腎經； 有利水滲濕，健脾補中，寧心安神的功效
橘　紅	甘、辛，溫；歸肺經、脾經； 有燥濕化痰，理氣健脾的功效
桔　梗	苦、辛，平；歸肺經； 有宣肺利咽，祛痰排膿的功效

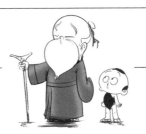

（接上頁）肺熱又生津潤燥，可增強君藥之力，為臣藥。痰因濕而凝聚，濕則主要由脾的功能失調導致，且痰易阻滯氣機。無論是痰濕還是燥痰，皆須配伍橘紅理氣化痰、茯苓健脾滲濕。但橘紅性溫燥、茯苓滲利，所以用量較輕，寒性藥中加少量貝母、瓜蔞、天花粉，可去性存用，並能加強脾的運化，潤澤肺燥，為佐藥。桔梗宣肺化痰，且引諸藥入肺經，為佐使藥。

君藥		貝母、瓜蔞。貝母，苦、甘，微寒，潤肺清熱，化痰止咳；瓜蔞，甘、寒，微苦，清肺潤燥，開結祛痰。瓜蔞與貝母相須為用，是潤肺清熱化痰的常用組合，共為君藥。
臣藥		天花粉。既清泄肺熱，又生津潤燥，有助於發揮君藥的藥力。
佐藥		橘紅、茯苓。痰是水濕停聚的產物，濕來自於脾，痰又易阻滯氣機，無論濕痰還是燥痰，都需要配伍橘紅理氣化痰、茯苓健脾滲濕。這是祛痰劑配伍的通則，但是橘紅溫燥，茯苓滲利，所以用量都比較輕，少量用在貝母、瓜蔞、天花粉等寒性藥中，則可去除君藥、臣藥的寒涼之性，且保留其功用，並能加強脾的運化功能，輸佈津液的功能，以潤肺燥。
使藥		桔梗。宣肺化痰，且引諸藥入肺經。

化痰止咳劑・潤燥化痰劑

貝母瓜蔞散——運用與注意

貝母瓜蔞散是治療燥痰證的常用方劑，辨證要點是咳嗽嗆急，咳痰難出，咽喉乾燥，苔白而乾。用藥時要根據具體情況適當加減。本方不適用於肺腎陰虛、虛火上炎引起的咳嗽。

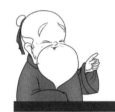

辨證要點

本方為治療燥痰證的常用方。主要症狀表現為咳嗽嗆急，咳痰難出，咽喉乾燥，苔白而乾。

加減變化

兼感風邪，咽癢而咳，微惡風的人，可加桑葉、杏仁、蟬蛻、牛蒡子等宣肺散邪。

燥熱較嚴重，咽喉乾澀哽痛明顯的人，可加麥冬、玄蔘、生石膏等清燥潤肺。

聲音嘶啞、痰中帶血的人，可去橘紅，加南沙蔘、阿膠、白及等養陰清肺，化痰止血。

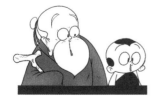

使用注意

因肺腎陰虛，虛火上炎引起的咳嗽，不宜使用本方。

越鞠丸

　　越鞠丸可行氣解鬱，是治療六鬱證*的代表方劑。現代多用本方治療胃神經官能症、胃及十二指腸潰瘍、慢性胃炎、膽石症、膽囊炎、肝炎、肋間神經痛、痛經、月經不調等辨證屬「六鬱」的病證。

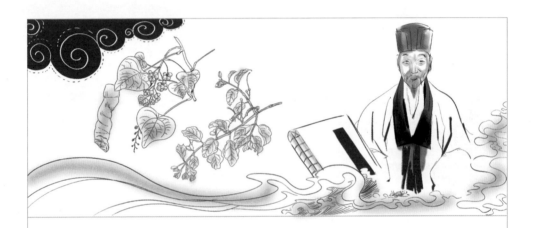

名稱：越鞠丸

出處：朱丹溪《丹溪心法》

組成：香附、川芎、蒼朮、梔子、神麴。

功效：行氣解鬱*。

主治：六鬱證。症狀表現：胸膈痞悶，脘腹脹痛，噯腐吞酸，噁心

　　　嘔吐，飲食不消。

*六鬱證：因喜怒無常、憂思過度等情志不舒，或因飲食失節、寒溫不適而導致血滯、痰結、濕聚、食積、熱鬱的病證。
常以精神抑鬱、胸悶納呆，以及氣、血、痰、濕、食、熱等實邪阻滯的臨床表現為特徵。
*鬱，是壅塞不通暢或鬱結不舒之意。

理氣劑・行氣劑

越鞠丸──證候分析

　　六鬱中以氣鬱為主。氣能行血，氣鬱會造成血行不暢而形成血鬱。氣鬱就是肝氣不疏，肝病會影響到脾，使脾胃氣滯，導致運化功能失常，形成痰濕，或食滯不化而見噁心嘔吐。反之，血、痰、火、濕、食鬱等又可導致或加重氣鬱。

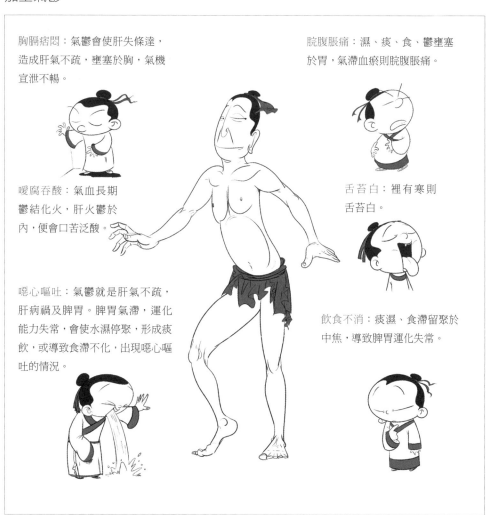

胸膈痞悶：氣鬱會使肝失條達，造成肝氣不疏，壅塞於胸，氣機宣泄不暢。

嗳腐吞酸：氣血長期鬱結化火，肝火鬱於內，便會口苦泛酸。

噁心嘔吐：氣鬱就是肝氣不疏，肝病禍及脾胃。脾胃氣滯，運化能力失常，會使水濕停聚，形成痰飲，或導致食滯不化，出現噁心嘔吐的情況。

脘腹脹痛：濕、痰、食、鬱壅塞於胃，氣滯血瘀則脘腹脹痛。

舌苔白：裡有寒則舌苔白。

飲食不消：痰濕、食滯留聚於中焦，導致脾胃運化失常。

越鞠丸——藥性及方劑分析

　　越鞠丸中的香附辛、香，入肝經，有行氣解鬱之功效，治氣鬱，為君藥。川芎辛、溫，入肝膽經，既可活血祛瘀治血鬱，又可助香附治氣鬱；梔子苦、寒，清熱瀉火，可治火鬱；蒼朮辛、苦，性溫，燥濕運脾，可治濕鬱；神麴味

香 附	辛、微苦、微甘，性平；歸肝經、三焦經； 有疏肝理氣，調經止痛的功效
川 芎	辛，性溫；歸肝經、膽經、心包經； 有活血行氣，祛風止痛的功效
蒼 朮	辛、苦，性溫；歸脾經、胃經； 有燥濕化痰，除濕化濁，解表明目的功效
神 曲	甘、辛，溫；歸脾經、胃經； 有健胃消食的功效
梔 子	苦，寒；歸心經、肺經、胃經； 有清熱瀉火、涼血解毒、利尿除煩的功效

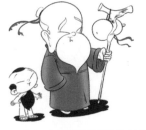

甘，性溫，入脾胃，消食導滯，可治食鬱，四藥共為臣藥。另外，痰鬱由氣滯濕聚而成，五味藥配伍行氣化濕藥之後，痰鬱也迎刃而解。本方中有五藥，可治六鬱，可貴之處在於治病求本，諸法並舉，重在調理氣機。

君藥	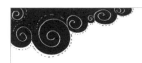	香附。辛、微苦、微甘，平，入肝經、三焦經，行氣解鬱，治療氣鬱
臣藥	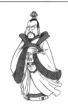	川芎、梔子、蒼朮、神麴。川芎，辛、溫，入肝經、膽經，既可活血祛瘀治血鬱，又可助香附行氣解鬱梔子，苦、寒，清熱瀉火，治火鬱 蒼朮，辛、苦，性溫，燥濕運脾，以治濕鬱 神麴，甘，性溫，入脾經、胃經，消食導滯，以治食鬱

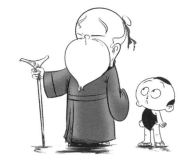

理氣劑・行氣劑

越鞠丸──運用與注意

越鞠丸是主治氣、血、痰、火、濕、食「六鬱」的代表方劑，主要症狀表現為胸膈痞悶，脘腹脹痛，飲食不消。用藥時可根據具體情況適當加減。

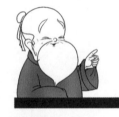

辨證要點

本方是主治氣血痰火濕食「六鬱」的代表方。症狀表現為胸膈痞悶，脘腹脹痛，飲食不消等。

加減變化

氣鬱偏重的人，可重用香附，酌加木香、枳殼、厚樸等以助行氣解鬱。

血鬱偏重的人，重用川芎，酌加桃仁、赤芍、紅花等以助活血祛瘀。

濕鬱偏重的人，重用蒼朮，酌加茯苓、澤瀉以助利濕。

食鬱偏重的人，重用神麴，酌加山楂、麥芽以助消食。

火鬱偏重的人，重用梔子，酌加黃芩、黃連以助清熱瀉火。

痰鬱偏重的人，酌加半夏、瓜蔞以助祛痰。

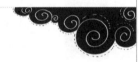

圖解中醫　方劑篇

190

桃核承氣湯

　　本方由調胃承氣湯減少芒硝用量，再加桃仁、桂枝而成。在《傷寒論》中原治下焦蓄血證。在現代，本方常用於急性盆腔炎、胎盤滯留、附件炎、腸梗阻、子宮內膜異位症、急性腦出血等屬瘀熱互結下焦者。

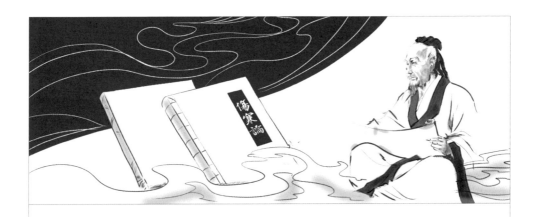

名稱：桃核承氣湯

出處：東漢・張仲景《傷寒論》

組成：桃仁，大黃，桂枝，甘草，芒硝。

功效：逐瘀瀉熱。

主治：下焦蓄血證。少腹急結，小便自利，神志如狂，甚則煩躁譫
　　　語，至夜發熱；以及血瘀經閉，痛經，脈沉實而澀者。

桃核承氣湯——證候分析

　　本方證適用於下焦蓄血證，主要症狀表現為：瘀血與熱邪在下焦少腹 * 部位相互搏結；病在血分，不影響氣分，膀胱氣化如常，小便自利 *；夜屬陰，熱在血分，所以至夜發熱；心主血脈而藏神，瘀熱上擾，心神不寧。治療當逐瘀瀉熱，袪除下焦之蓄血。

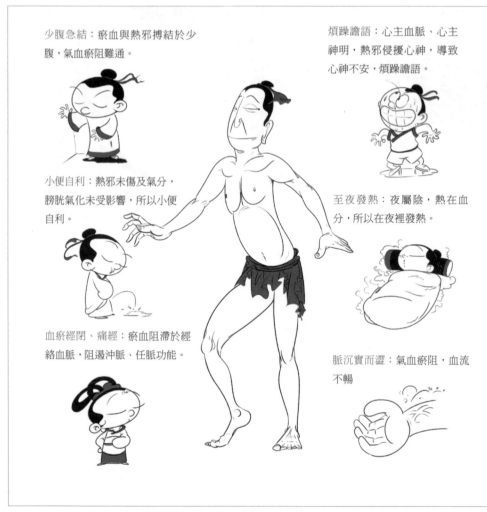

少腹急結：瘀血與熱邪搏結於少腹，氣血瘀阻難通。

煩躁譫語：心主血脈、心主神明，熱邪侵擾心神，導致心神不安，煩躁譫語。

小便自利：熱邪未傷及氣分，膀胱氣化未受影響，所以小便自利。

至夜發熱：夜屬陰，熱在血分，所以在夜裡發熱。

血瘀經閉、痛經：瘀血阻滯於經絡血脈，阻遏沖脈、任脈功能。

脈沉實而澀：氣血瘀阻，血流不暢

＊少腹：腹的下部，位於臍與骨盆之間。又稱小腹。
＊小便自利：小便色、量、次數正常（未因小便問題而不舒服）。

理血劑・活血祛瘀劑

桃核承氣湯──藥性及方劑分析

　　桃核承氣湯有逐瘀瀉熱的功效，可治療瘀熱互結下焦的蓄血證。桃仁苦、甘，平，活血破瘀；大黃苦、寒，下瘀瀉熱。兩者合用，並治瘀熱，共為君藥。芒硝鹹、苦，寒，瀉熱軟堅，助大黃下瘀瀉熱；桂枝辛、甘，溫，通（轉下頁）

桃 仁	苦、甘，性平；歸心經、肝經、大腸經； 有活血祛瘀，潤腸通便的功效
桂 枝	辛、甜，性溫；歸肺經、心經、膀胱經； 有發汗解表，溫通經脈、助陽化氣的功效
炙甘草	甘，性平；歸心經、肺經、脾經、胃經； 有補脾益氣，緩急止痛，清熱解毒的功效
芒 硝	鹹、苦，性寒；歸胃經、大腸經； 有瀉下通便，軟堅潤燥，清熱瀉火的功效
大 黃	苦，性寒，歸胃經、大腸經、肝經、脾經； 有瀉下攻積，涼血清熱，瀉火祛瘀的功效

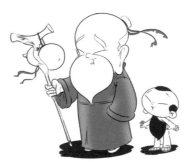

（接上頁）行血脈，既能助桃仁發揮其活血祛瘀的功效，又可糾正芒硝、大黃的寒涼凝血之弊，桂枝、芒硝共為臣藥。炙甘草有護胃安中之功，並能緩解各味藥的峻烈藥性，為佐使藥。諸藥合用，共奏破血下瘀瀉熱之功。

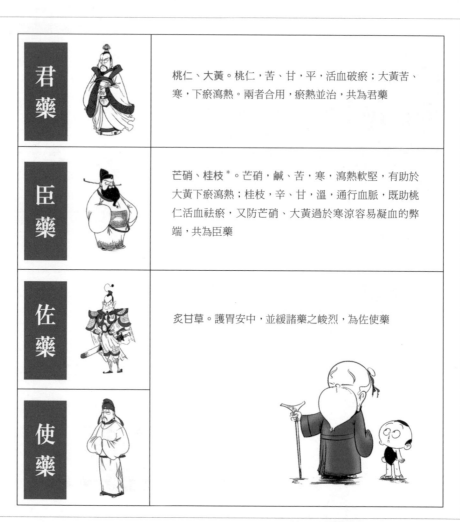

君藥	桃仁、大黃。桃仁，苦、甘，平，活血破瘀；大黃苦、寒，下瘀瀉熱。兩者合用，瘀熱並治，共為君藥
臣藥	芒硝、桂枝 *。芒硝，鹹、苦，寒，瀉熱軟堅，有助於大黃下瘀瀉熱；桂枝，辛、甘，溫，通行血脈，既助桃仁活血祛瘀，又防芒硝、大黃過於寒涼容易凝血的弊端，共為臣藥
佐藥	炙甘草。護胃安中，並緩諸藥之峻烈，為佐使藥
使藥	

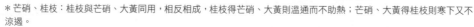

＊芒硝、桂枝：桂枝與芒硝、大黃同用，相反相成，桂枝得芒硝、大黃則溫通而不助熱；芒硝、大黃得桂枝則寒下又不涼遏。

桃核承氣湯──運用與注意

桃核承氣湯是治療瘀熱互結，下焦蓄血證的常用方，主要適用的症狀表現為少腹急結，小便自利，脈沉實或澀。用藥時可根據具體情況相應加減。孕婦禁用。

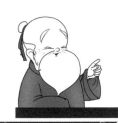

辨證要點

本方為治療瘀熱互結，下焦蓄血證的常用方。主要症狀表現為少腹急結，小便自利，脈沉實或澀。

加減變化

女性血瘀經閉、痛經以及惡露不下等證，常配合四物湯同用。

兼帶氣滯的，斟酌病情加香附、烏藥、枳實、青皮、木香等以理氣止痛。

跌打損傷，瘀血停留，疼痛不已者，加赤芍、當歸尾、紅花、蘇木、三七等活血祛瘀止痛。

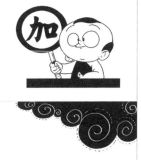

火旺而血鬱於上之吐血、衄血，可以本方釜底抽薪，引血下行，並可酌加生地黃、牡丹皮、梔子等以清熱涼血。

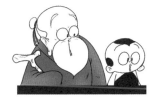

使用注意

表證未解的人，當先解表，而後用本方。

本方為破血下瘀之劑，孕婦禁用。

四物湯

　　四物湯可補養營血、調暢血脈，是補血調經的主方，由《金匱要略》中的芎歸膠艾湯減去阿膠、艾葉、甘草而來，主治因營血虧虛，血行不暢，沖任虛損所致的病證。在現代，本方常用於婦女月經不調、胎產疾病、蕁麻疹以及過敏性紫癜。

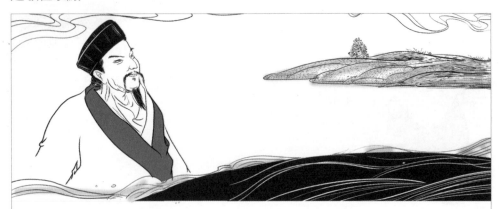

名稱：四物湯

出處：唐・藺道人《仙授理傷續斷秘方》

組成：當歸去蘆，酒浸炒；川芎，白芍，熟乾地黃酒蒸。

功用：補血調血。本方在《仙授理傷續斷秘方》中治外傷瘀血作痛，宋代《太平惠民和劑局方》用於婦人諸疾。

主治：營血虛滯證。頭暈目眩，心悸失眠，面色無華，婦人月經不調，量少或經閉不行，臍腹作痛，甚或瘕塊硬結，舌淡，口唇、爪甲色淡，脈細弦或細澀。

四物湯──證候分析

　　本方適於因營血虧虛，血行不暢，沖任虛損所引起的病證。肝藏血，心主血，血虛多與心、肝有關，會引起心、肝及相關器官的病變。主要症狀為頭暈目眩，心悸失眠，面色無華，婦人月經不調，舌淡，口唇、爪甲色淡，脈細弦或細澀。

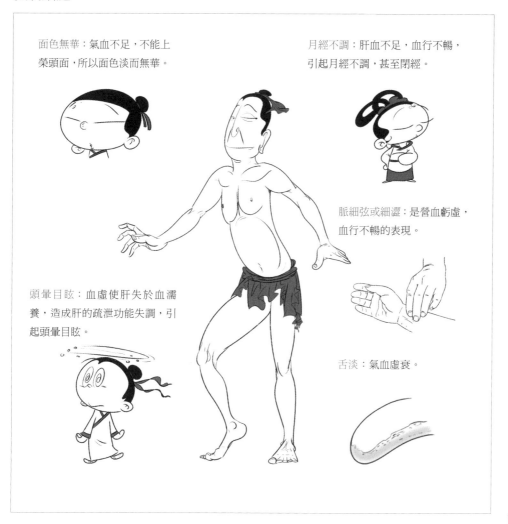

面色無華：氣血不足，不能上榮頭面，所以面色淡而無華。

月經不調：肝血不足，血行不暢，引起月經不調，甚至閉經。

脈細弦或細澀：是營血虧虛，血行不暢的表現。

頭暈目眩：血虛使肝失於血濡養，造成肝的疏泄功能失調，引起頭暈目眩。

舌淡：氣血虛衰。

四物湯——藥性及方劑分析

四物湯有補血調血之功，是治療營血虛滯證的主方。方中熟地黃甘、溫，味厚質潤，入肝、腎經，長於滋養陰血，補腎填精，是補血的要藥，為君藥。當歸甘、辛，溫，歸肝、心、脾經，補血，活血，且為養血調經要藥，為臣藥。

熟地黃	甘，性微溫；歸肝經、腎經； 有滋陰養血，益精添髓的功效
當歸	甘、辛，性溫；歸心經、肝經、脾經； 有補血活血，調經止痛，潤燥滑腸的功效
白芍	苦、酸，性微寒；歸肝經、脾經； 有養血柔肝，緩急止痛，平肝潛陽，斂陰止汗的功效
川芎	辛，性溫；歸肝經、膽經、心包經； 有活血行氣，祛風止痛的功效

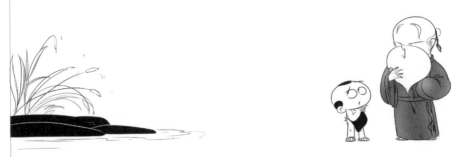

白芍養血益陰，川芎活血行氣，為佐藥。方中熟地黃、白芍為陰柔補血之品（血中之血藥），與辛香的當歸、川芎（血中之氣藥）相配，動靜相宜，補血而不滯血，行血而不傷血，溫而不燥，滋而不膩，是補血調血的良方。

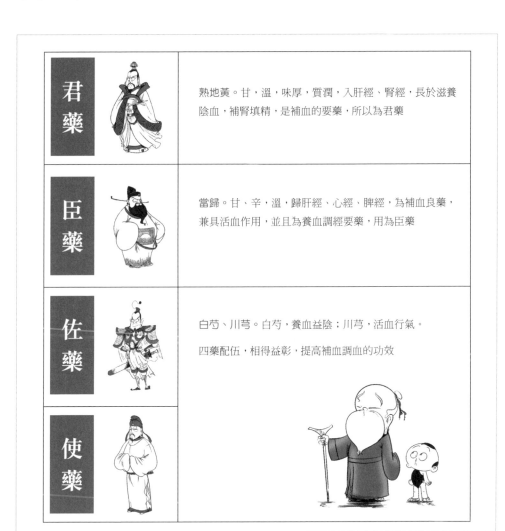

君藥		熟地黃。甘，溫，味厚，質潤，入肝經、腎經，長於滋養陰血，補腎填精，是補血的要藥，所以為君藥
臣藥		當歸。甘、辛，溫，歸肝經、心經、脾經，為補血良藥，兼具活血作用，並且為養血調經要藥，用為臣藥
佐藥		白芍、川芎。白芍，養血益陰；川芎，活血行氣。四藥配伍，相得益彰，提高補血調血的功效
使藥		

四物湯——運用與注意

　　四物湯是補血調經的基礎方，主要症狀表現為面色無華，唇甲色淡，舌淡，脈細。用藥時要根據具體情況適當加減。要注意的是，四物湯不適宜治療陰虛發熱及血崩氣脫之證。

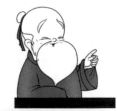

辨證要點

本方是補血調經的基礎方。主要症狀表現為面色無華，唇甲色淡，舌淡，脈細等。

加減變化

若兼氣虛者，加人蔘、黃芪，以補氣生血。

以血滯為主者，加桃仁、紅花，白芍易為赤芍，以加強活血祛瘀之力。

血虛有寒者，加肉桂、炮薑、吳茱萸，以溫通血脈。

血虛有熱者，加黃芩、牡丹皮，熟地黃易為生地黃，以清熱涼血。

妊娠胎漏者，加阿膠、艾葉，以止血安胎。

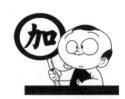

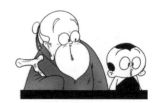

使用注意

對於陰虛發熱，以及血崩氣脫之證，則非所宜。

天王補心丹

　　本方滋陰清熱，養血安神，適用於由憂愁思慮太過，暗耗陰血，使心腎兩虧，陰虛血少，虛火內擾所致的病證。在現代，本方常用於神經衰弱、冠心病、精神分裂症、甲狀腺功能亢進所致的失眠、心悸，以及復發性口瘡等病證。

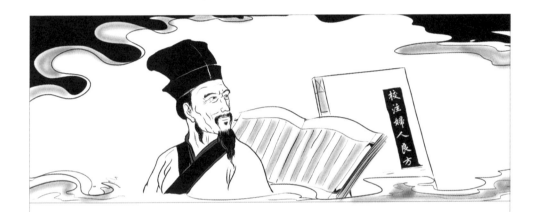

名稱：天王補心丹

出處：宋‧陳自明《校注婦人良方》

組成：人蔘去蘆，茯苓，玄蔘，丹蔘，桔梗，遠志，當歸酒浸，五味子，麥冬去心，天冬，柏子仁，酸棗仁炒，生地黃。

功用：滋陰清熱，養血安神。

主治：陰虛血少，神志不安證。心悸怔忡，虛煩失眠，神疲健忘，或夢遺，手足心熱，口舌生瘡，大便乾結，舌紅少苔，脈細數。

天王補心丹──證候分析

　　本方的適應證多由憂愁思慮太過，暗耗陰血，使心腎兩虧，陰虛血少，虛火內擾所致。陰虛血少，使心失於濡養，所以心悸失眠、神疲健忘；陰虛生內熱，則手足心熱、虛煩、遺精、口舌生瘡；舌紅少苔，脈細數是陰虛內熱之徵。

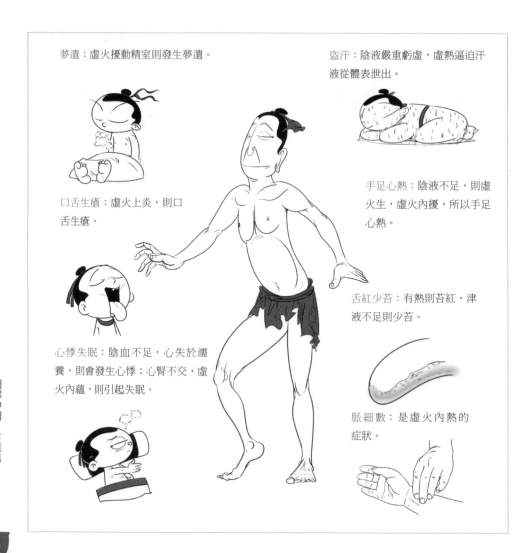

夢遺：虛火擾動精室則發生夢遺。

盜汗：陰液嚴重虧虛，虛熱逼迫汗液從體表泄出。

口舌生瘡：虛火上炎，則口舌生瘡。

手足心熱：陰液不足，則虛火生，虛火內擾，所以手足心熱。

心悸失眠：陰血不足，心失於濡養，則會發生心悸；心腎不交，虛火內蘊，則引起失眠。

舌紅少苔：有熱則苔紅，津液不足則少苔。

脈細數：是虛火內熱的症狀。

安神劑 · 滋養安神劑

天王補心丹——藥性及方劑分析

　　天王補心丹有滋陰清熱、養血安神之功，主治陰虛血少，神志不安證。方中生地黃甘、寒，入心能養血，入腎能滋陰，能滋陰養血，壯水以制虛火，方中重用為君藥。天冬、麥冬滋陰清熱，酸棗仁、柏子仁養心安神，（轉下頁）

生地黃	苦、甘，性寒；歸心經、肝經、腎經； 有滋陰退熱、養血潤燥的功效
五味子	酸、甘，性溫；歸肺經、心經、腎經； 有養心補腎、益氣生津、收斂固澀的功效
當歸	甘、辛，性溫；歸肝經、心經、脾經； 有補血活血、調經止痛、潤燥滑腸的功效
天冬	甘、苦，性寒；歸肺經、腎經； 有滋陰潤燥、清肺降火的功效
麥冬	甘、微苦，性寒；歸肺經、胃經、心經； 有養陰潤肺、益胃生津、清心除煩的功效
柏子仁	甘，性平；歸心經、腎經、大腸經； 有養心安神、潤腸的功效
酸棗仁	甘、酸，性平；歸肝經、膽經、心經； 有養心安神、生津斂汗的功效
人參	甘、微苦，性溫；歸脾經、肺經； 有大補元氣、生津止渴、安神益智的功效
玄參	甘、苦，性微寒；歸肺經、胃經、腎經； 有滋陰涼血、除熱退火的功效
丹參	苦，性微寒；歸心經、肝經； 有活血祛瘀、涼血消腫、清心除煩的功效
茯苓	甘、淡，性平；歸心經、肺經、脾經、腎經； 有利水滲濕、健脾補中、寧心安神的功效
遠志	苦、辛，性微溫；歸心經、肝經； 有寧心安神、祛痰開竅的功效
桔梗	苦、辛，性平；歸肺經； 有宣肺利咽、祛痰排膿的功效

代表方劑舉例

（接上頁）當歸補血潤燥，共助生地黃滋陰補血，養心安神，同為臣藥。玄蔘滋陰降火，茯苓、遠志養心安神，人蔘補氣以生血，並能安神益智，五味子之酸以斂心氣，安心神，丹蔘清心活血，合補血藥使補而不滯，則心血易生，朱砂鎮心安神，以治其標，共為佐藥。桔梗作用如同舟楫，載藥上行使藥力緩留於上部心經，為使藥。

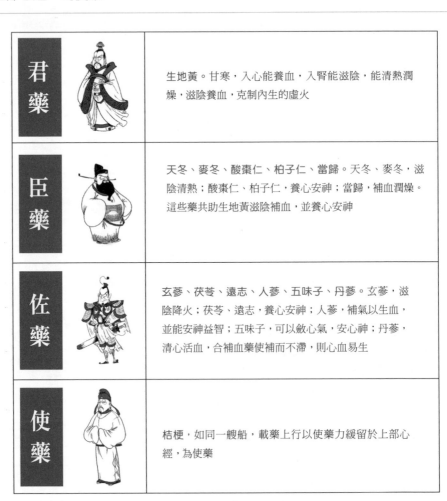

君藥		生地黃。甘寒，入心能養血，入腎能滋陰，能清熱潤燥，滋陰養血，克制內生的虛火
臣藥		天冬、麥冬、酸棗仁、柏子仁、當歸。天冬、麥冬，滋陰清熱；酸棗仁、柏子仁，養心安神；當歸，補血潤燥。這些藥共助生地黃滋陰補血，並養心安神
佐藥		玄蔘、茯苓、遠志、人蔘、五味子、丹蔘。玄蔘，滋陰降火；茯苓、遠志，養心安神；人蔘，補氣以生血，並能安神益智；五味子，可以斂心氣，安心神；丹蔘，清心活血，合補血藥使補而不滯，則心血易生
使藥		桔梗，如同一艘船，載藥上行以使藥力緩留於上部心經，為使藥

安神劑·滋養安神劑

天王補心丹——運用與注意

　　天王補心丹是治療心腎陰血虧虛所致神志不安的常用方，主要症狀表現為心悸失眠，手足心熱，舌紅少苔，脈細數。用藥時可根據具體情況適當加減。本方諸藥多為滋陰之品，不適宜脾胃虛弱、納食欠佳、大便不實者長期服用。

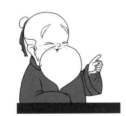

辨證要點

本方為治療心腎陰血虧虛所致神志不安的常用方。臨床應用以心悸失眠，手足心熱，舌紅少苔，脈細數為辨證要點。

加減變化

失眠重者，可酌加龍骨、磁石以重鎮安神。

心悸怔忡甚者，可酌加龍眼肉、夜交藤以增強養心安神之功。

遺精者，可酌加金櫻子、煅牡蠣以固腎澀精。

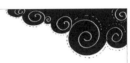

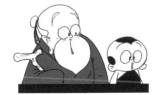

使用注意

本方滋陰之品較多，對脾胃虛弱、納食欠佳、大便不實者，不宜長期服用。

代表方劑舉例

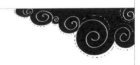

205

桑螵蛸散

　　桑螵蛸散調補心腎，澀精止遺，適用於心腎兩虛引起的病證。在現代，本方常用於小兒尿頻、遺尿以及糖尿病、神經衰弱等病證。

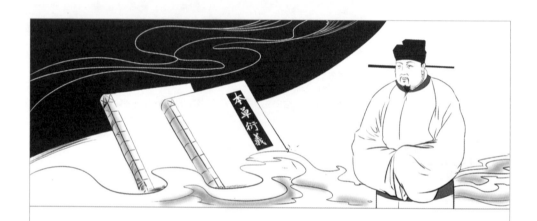

名稱：桑螵蛸散

出處：宋·寇宗《本草衍義》

組成：桑螵蛸，遠志，石菖蒲，龍骨，人蔘，茯神，當歸，龜甲酥炙。

功效：調補心腎，澀精止遺。

主治：心腎兩虛證。小便頻數，或尿如米泔色，或遺尿，或遺精，心神恍惚，
　　　健忘，舌淡苔白，脈細弱。

固澀劑・澀精止遺劑

桑螵蛸散──證候分析

　　本方證乃心腎兩虛，水火不濟所致。腎與膀胱相表裡，腎氣不攝則膀胱失約，以致小便頻數，或尿如米泔色，甚或遺尿；腎藏精，主封藏，腎虛精關不固，而致遺精；心藏神，腎之精氣不足，不能上通於心，心氣不足，神失所養，故心神恍惚、健忘。

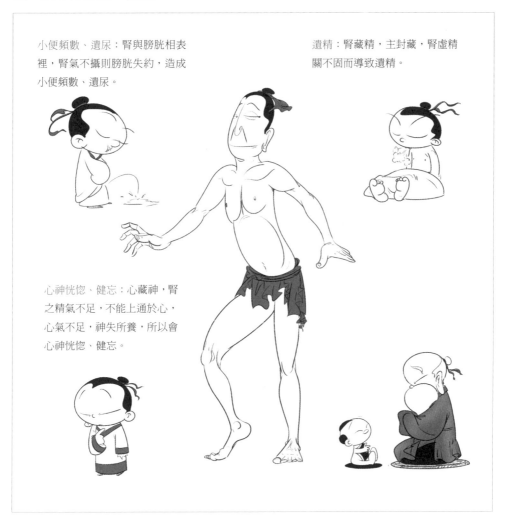

小便頻數、遺尿：腎與膀胱相表裡，腎氣不攝則膀胱失約，造成小便頻數、遺尿。

遺精：腎藏精，主封藏，腎虛精關不固而導致遺精。

心神恍惚、健忘：心藏神，腎之精氣不足，不能上通於心，心氣不足，神失所養，所以會心神恍惚、健忘。

固澀劑・澀精止遺劑

桑螵蛸散——藥性及方劑分析

　　桑螵蛸散功在調補心腎，澀精止遺，主要用於治療心腎兩虛證。方中桑螵蛸甘、鹹，平，補腎固精止遺，為君藥。龍骨收斂固澀，且鎮心安神，龜甲滋養腎陰，補心安神，共為臣藥。桑螵蛸得龍骨則固澀止遺之力增，得龜甲則補

桑螵蛸	甘、鹹，性平；歸肝經、腎經； 有益腎固精，縮尿止濁的功效
遠 志	苦、辛，性微溫；歸心經、肝經； 有寧心安神、祛痰開竅的功效
石菖蒲	辛、苦，性溫；歸心經、胃經； 有化濕開胃，開竅豁痰，醒神益智的功效
龍 骨	甘、澀，平；歸心經、肝經、腎經； 有重鎮安神，平抑肝陽，收斂固澀的功效
人 蔘	甘、微苦，性溫；歸脾經、肺經； 有大補元氣、生津止渴、安神益智的功效
茯 神	甘、淡，平；歸心經、脾經； 有寧心安神，利水的功效
當 歸	甘、辛，性溫；歸心經、肝經、脾經； 有補血活血，調經止痛，潤燥滑腸的功效
龜 甲	鹹、甘，微寒；歸肝經、腎經、心經； 有滋陰潛陽、益腎強骨、養血補心的功效

圖解中醫　方劑篇

208

腎益精之功著。人蔘大補元氣，合茯神而益心氣、寧心神；當歸補心血，與人蔘合用，能補益氣血；石菖蒲、遠志安神定志，交通心腎，意在補腎澀精、寧心安神，促進心腎相交。人蔘、茯神、當歸、石菖蒲、遠志同為佐藥。諸藥相合，達到調補心腎、交通上下、補養氣血、澀精止遺的目的。

君藥	桑螵蛸。甘、鹹，平，補腎固精止遺，為君藥
臣藥 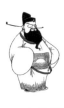	龍骨、龜甲。龍骨，收斂固澀，鎮心安神；龜甲，滋養腎陰，補心安神 桑螵蛸有龍骨相助，其固澀止遺的效力會大大增強，有龜甲相助，其補腎益精的功效會越發顯著
佐藥 使藥 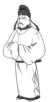	人蔘、茯神、當歸、石菖蒲、遠志。人蔘，可大補元氣；茯神，可增益心氣、寧心神；當歸補心血，與人蔘合用，能補益氣血；石菖蒲、遠志，安神定志，交通心腎，意在補腎澀精、寧心安神，促進心腎相交

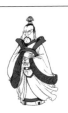

桑螵蛸散——運用與注意

　　桑螵蛸散是治心腎兩虛、水火不交證的常用方，主要症狀表現為尿頻或遺尿，心神恍惚，舌淡苔白，脈細弱。用藥時可根據具體情況適當加減。但是，要注意下焦濕熱或相火妄動所致之尿頻、遺尿或遺精滑泄等證不適宜應用本方。

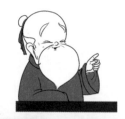

辨證要點

本方為治心腎兩虛，水火不濟證的常用方。主要症狀表現為尿頻或遺尿，心神恍惚，舌淡苔白，脈細弱。

加減變化

方中加入益智、覆盆子等，可增強澀精縮尿止遺之力。

如果是健忘心悸的人，可加酸棗仁、五味子以養心安神。

如果兼有遺精者，可加沙苑子、山茱萸以固腎澀精。

使用注意

下焦濕熱或相火妄動所導致的尿頻、遺尿或遺精滑泄，不適宜使用本方。

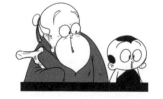

祛濕劑 · 芳香化濕劑

藿香正氣散

　　藿香正氣散可解表化濕，理氣和中，主治外感風寒，內傷濕滯證。在現代本方常用於急性胃腸炎或四時感冒屬濕滯脾胃，外感風寒者。

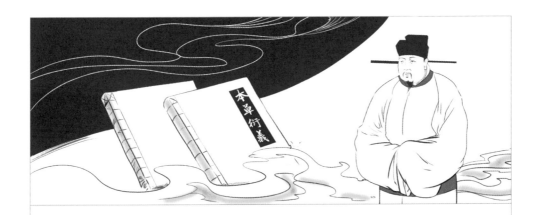

名稱：藿香正氣散

出處：宋·《太平惠民和劑局方》

組成：大腹皮，白芷，紫蘇，茯苓去皮，半夏麴，白朮，陳皮去白，

　　　厚樸去粗皮，薑汁炙，桔梗，藿香去土，甘草炙。

功用：解表化濕，理氣和中。

主治：外感風寒，內傷濕滯證。惡寒發熱，頭痛，胸膈滿悶，脘腹疼

　　　痛，噁心嘔吐，腸鳴泄瀉，舌苔白膩，以及山嵐瘴瘧等。

代表方劑舉例

211

藿香正氣散——證候分析

　　本方主治外感風寒，內傷濕滯證，為夏月常見病證。風寒外束，衛陽鬱遏，故見惡寒發熱等表證；內傷濕滯，濕濁中阻，脾胃不和，升降失常，則為上吐下瀉；濕阻氣滯，則胸膈滿悶、脘腹疼痛。治宜外散風寒，內化濕濁，兼以理氣和中之法。

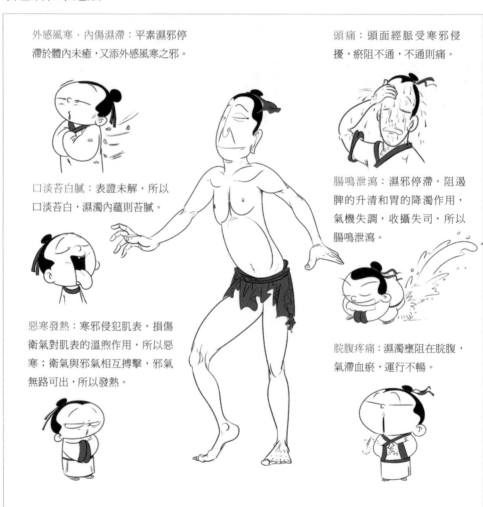

外感風寒、內傷濕滯：平素濕邪停滯於體內未癒，又添外感風寒之邪。

頭痛：頭面經脈受寒邪侵擾，瘀阻不通，不通則痛。

口淡苔白膩：表證未解，所以口淡苔白，濕濁內蘊則苔膩。

腸鳴泄瀉：濕邪停滯，阻遏脾的升清和胃的降濁作用，氣機失調，收攝失司，所以腸鳴泄瀉。

惡寒發熱：寒邪侵犯肌表，損傷衛氣對肌表的溫煦作用，所以惡寒；衛氣與邪氣相互搏擊，邪氣無路可出，所以發熱。

脘腹疼痛：濕濁壅阻在脘腹，氣滯血瘀，運行不暢。

藿香正氣散──藥性及方劑分析

　　藿香正氣散有解表化濕、理氣和中之功。方中藿香味辛、性溫，可解在表之風寒，而其芳香之氣可化解在裡的濕濁，且可辟穢和中而止嘔，為治霍亂吐瀉之要藥，為君藥。半夏麴、陳皮理氣燥濕，和胃降逆以（轉下頁）

藿　香	辛，微溫；歸脾經、胃經、肺經； 有芳香化濕、和中止嘔、發表解暑的功效
紫蘇葉	辛，溫；歸肺經、脾經； 有散寒解表、行氣和胃的功效
白　芷	辛，溫；歸肺經、胃經、大腸經； 有祛風燥濕、通竅止痛、消腫排膿的功效
大腹皮	辛，溫；歸脾經、胃經、大腸經、小腸經； 有下氣寬中、行水消腫的功效
茯　苓	甘、淡，平；歸心經、肺經、脾經、腎經； 有利水滲濕、健脾補中、寧心安神的功效
白　朮	苦、甘，溫；歸脾經、胃經； 有燥濕利水、健脾益氣、固表止汗、安胎的功效
半　夏	辛，溫，有毒；歸肺經、脾經、胃經； 有燥濕化痰、降逆止嘔、消痞散結的功效
陳　皮	甘、辛，溫；歸肺經、脾經； 有燥濕化痰、理氣健脾的功效
厚　樸	苦、辛，溫；歸肺經、脾經、胃經、大腸經； 有燥濕化痰、下氣平喘、行氣導滯的功效
桔　梗	苦、辛，性平；歸肺經； 有宣肺利咽，祛痰排膿的功效
甘　草	甘，平；歸心經、肺經、脾經、胃經； 有補脾益氣、緩急止痛、清熱解毒、緩和藥性的功效

（接上頁）止嘔；白朮、茯苓健脾運濕以止瀉，共助藿香內化濕濁而止吐瀉，為臣藥。大腹皮、厚樸行氣化濕，暢中行滯；紫蘇、白芷辛溫發散，助藿香外散風寒，紫蘇還可以醒脾寬中，行氣止嘔，白芷兼能燥濕化濁；桔梗宣肺利膈，有助於解表和化濕；兼用生薑、大棗，內調脾胃，外和營衛。以上諸藥共為佐藥。甘草調和藥性，協助生薑、大棗和中的功效，為使藥。

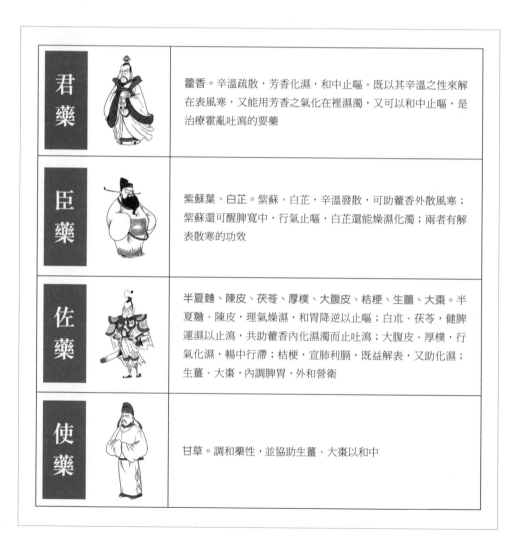

君藥		藿香。辛溫疏散，芳香化濕，和中止嘔。既以其辛溫之性來解在表風寒，又能用芳香之氣化在裡濕濁，又可以和中止嘔，是治療霍亂吐瀉的要藥
臣藥		紫蘇葉、白芷。紫蘇、白芷，辛溫發散，可助藿香外散風寒；紫蘇還可醒脾寬中，行氣止嘔，白芷還能燥濕化濁；兩者有解表散寒的功效
佐藥		半夏麴、陳皮、茯苓、厚樸、大腹皮、桔梗、生薑、大棗。半夏麴、陳皮，理氣燥濕，和胃降逆以止嘔；白朮、茯苓，健脾運濕以止瀉，共助藿香內化濕濁而止吐瀉；大腹皮、厚樸，行氣化濕，暢中行滯；桔梗，宣肺利膈，既益解表，又助化濕；生薑、大棗，內調脾胃，外和營衛
使藥		甘草。調和藥性，並協助生薑、大棗以和中

祛濕劑・芳香化濕劑

藿香正氣散——運用與注意

　　藿香正氣散主治外感風寒，內傷濕滯證，主要症狀表現為惡寒發熱，上吐下瀉，舌苔白膩。用藥時可根據具體情況適當加減。本方解表散寒的功效較弱，服藥後宜保持身體溫暖，以助解表。

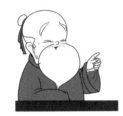

辨證要點

本方主治外感風寒，內傷濕滯證。主要症狀表現為惡寒發熱，上吐下瀉，舌苔白膩。

加減變化

若表邪偏重，寒熱無汗者，可加香薷以助解表。

兼氣滯，脘腹脹痛者，可加木香、延胡索以行氣止痛。

使用注意

本方重在化濕和胃，解表散寒之力較弱，故服後宜溫覆以助解表。濕熱霍亂之吐瀉，不適宜使用本方。

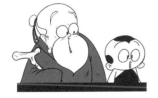

我們的心願

掩卷遐思，感慨油然。

五千年的中醫精粹，僅一套書無法描摹它的深沉厚重；

五千年的智慧結晶，僅一套書無法盡現它的博大精深；

五千年的風雨滄桑，僅一套書無法力傳它的慷慨悲憫。

然而，我們相信，您讀完這套書，一定會為中醫國粹的精湛神奇而感慨，一定會為古人的聰慧睿智而動容，為燦爛的中華文明而心生一分自豪之情。

如果您會由此生發出對中醫的研究之心、探索之意，

如果您能由此積極宣傳推廣中醫，讓更多的人來了解它，學習它，發掘它，那麼，我們的心願也就滿足了。

編　者

責任編輯　　許琼英
書籍設計　　彭若東
排　　版　　高向明
印　　務　　馮政光

書　　名　　圖解中醫（方劑篇）

叢 書 名　　生命·健康

編　　繪　　羅大倫　石猴

出　　版　　香港中和出版有限公司
　　　　　　Hong Kong Open Page Publishing Co., Ltd.
　　　　　　香港北角英皇道 499 號北角工業大廈 18 樓
　　　　　　http://www.hkopenpage.com
　　　　　　http://www.facebook.com/hkopenpage
　　　　　　http://weibo.com/hkopenpage
　　　　　　Email: info@hkopenpage.com

香港發行　　香港聯合書刊物流有限公司
　　　　　　香港新界荃灣德士古道 220-248 號荃灣工業中心 16 樓

印　　刷　　美雅印刷製本有限公司
　　　　　　香港九龍官塘榮業街 6 號海濱工業大廈 4 字樓

版　　次　　2022 年 4 月香港第 1 版第 1 次印刷

規　　格　　特 16 開（170mm×230mm）220 面

國際書號　　ISBN 978-988-8763-24-5

　　　　　　© 2022 Hong Kong Open Page Publishing Co., Ltd.
　　　　　　Published in Hong Kong

本書由北京方寸空間文化傳媒有限公司授權本公司在中國內地以外地區出版發行。